Das Ultimative

LOW CARB für BERUFSTÄTIGE

Kochbuch

Julian Becker

INHALTSVERZEICHNIS

Herzlichen Dank für Ihr Vertrauen!

Wir haben bei der Erstellung und Formatierung dieses Rezeptbuches besonders viel Sorgfalt walten lassen, um Ihnen ein außergewöhnliches Erlebnis zu bieten. Trotzdem sind wir uns bewusst, dass selbst die gründlichste Überprüfung Fehler übersehen kann. Sollten Sie also auf irgendwelche Unannehmlichkeiten oder grammatikalische Fehler stoßen, bitten wir Sie herzlich, uns dies per E-Mail an redaktion.julianbecker@gmail.com mitzuteilen. Ihre Mitarbeit ist von unschätzbarem Wert und als Dankeschön dafür möchten wir Ihnen gerne einen exklusiven Bonus anbieten, der es Ihnen ermöglicht, die neuen Versionen unserer Bücher kostenlos herunterzuladen.

Wir möchten uns bei Ihnen noch Mal für Ihr Vertrauen und Ihren wertvollen Beitrag bedanken. Es ist unser Bestreben, Ihnen stets das Beste zu bieten, und wir sind dankbar für die Gelegenheit, uns dank Ihrer Hilfe weiterzuentwickeln.

Julian Becker

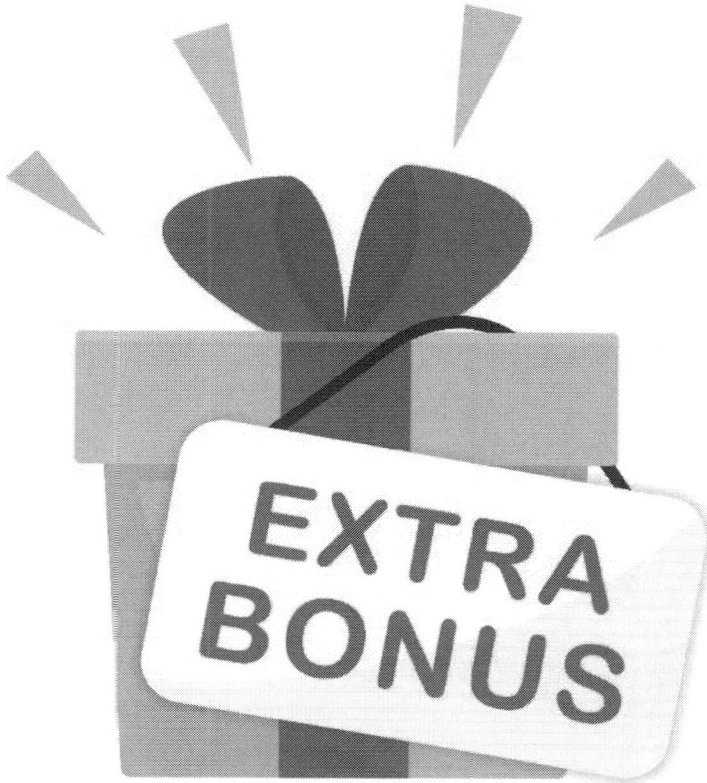

Um Zugang zum Exklusiven Bonus des fantastischen **Intelligenten und Interaktiven** Speiseplan zu erhalten, müssen Sie lediglich den QR-Code mit Ihrem Smartphone scannen, den Sie auf den letzten Seiten des Rezeptbuchs finden, um kostenlosen Zugriff auf den Download zu erhalten.

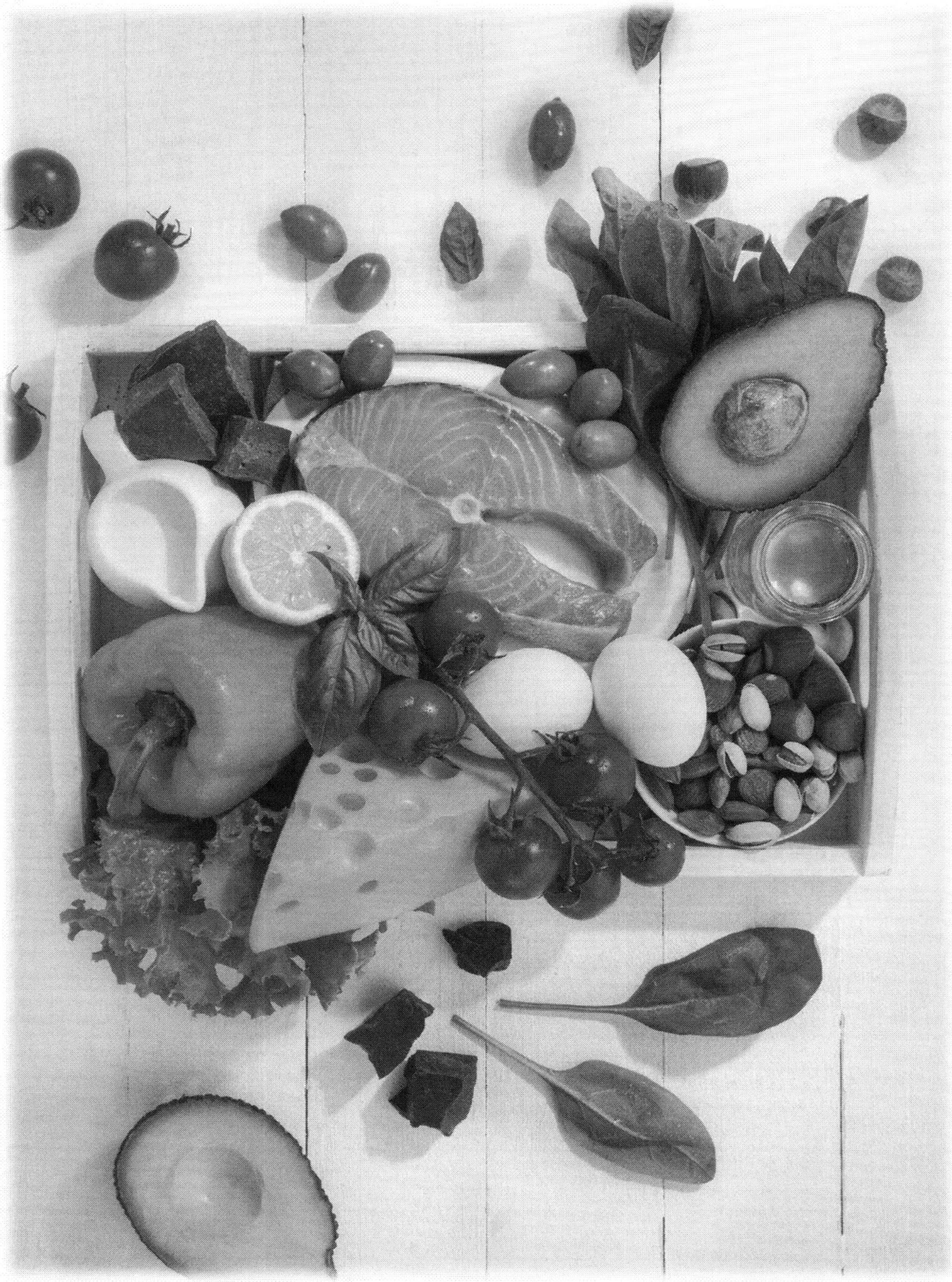

Low- Carb- Diät für Profis

Eine Low-Carb-Diät ist ein Ernährungsansatz, der sich auf die Reduzierung der Kohlenhydrataufnahme und die Erhöhung der Protein- und gesunden Fettaufnahme konzentriert. In diesem Kapitel untersuchen wir die Grundprinzipien der Low-Carb-Diät, ihre gesundheitlichen Vorteile, wie sie in einen beruflichen Lebensstil passt und geben praktische Tipps für die Organisation und Planung von Mahlzeiten.

Beschreibung der Grundprinzipien der kohlenhydratarmen Diät
Die Low-Carb-Diät basiert auf einer Reduzierung der Kohlenhydrataufnahme und einer Erhöhung des Protein- und gesunden Fettkonsums. Zu den Grundprinzipien der kohlenhydratarmen Ernährung gehören:

- Reduzierung von Zucker und Stärke: Reduzieren Sie die Aufnahme von zuckerhaltigen und raffinierten Kohlenhydratnahrungsmitteln wie Weißbrot, Spaghetti und Süßigkeiten.
- Konzentrieren Sie sich auf mageres Protein: Schließen Sie mageres Protein wie Fleisch, Fisch, Eier und fettarme Milchprodukte ein.
- Wählen Sie gesunde Fette: Fördern Sie den Verzehr gesunder Fette wie Olivenöl, Avocado, Nüsse und Samen.
- Essen Sie kohlenhydratarmes Gemüse und Ballaststoffe: Essen Sie kohlenhydratarmes Blattgemüse, Brokkoli, Blumenkohl und anderes kohlenhydratarmes Gemüse.

Vorteile für Gesundheit und allgemeines Wohlbefinden

Die kohlenhydratarme Ernährung bietet eine Reihe von Vorteilen für die Gesundheit und das allgemeine Wohlbefinden. Das beinhaltet:

- Nachhaltiger Gewichtsverlust: Die Low-Carb-Diät kann zu einem effektiven und nachhaltigen Gewichtsverlust führen, indem sie das Körperfett reduziert und die Körperzusammensetzung verbessert.
- Kontrolle des Blutzuckerspiegels: Durch die Reduzierung der Kohlenhydrataufnahme kann die kohlenhydratarme Ernährung zur Stabilisierung des Blutzuckerspiegels beitragen, was besonders für Menschen mit Typ-2-Diabetes wichtig ist.
- Verbesserung kardiometabolischer Risikofaktoren: Die kohlenhydratarme Ernährung kann dazu beitragen, den LDL-Cholesterinspiegel zu senken, den Blutdruck zu verbessern und den Triglyceridspiegel zu senken, was Vorteile für die kardiovaskuläre Gesundheit bietet.
- Steigerung von Energie und Konzentration: Durch die Reduzierung von Blutzuckerschwankungen kann die kohlenhydratarme Ernährung zu einem höheren Energieniveau und einer besseren geistigen Konzentration führen.

Anpassung der kohlenhydratarmen Ernährung an den Arbeitsalltag

Insbesondere für Menschen mit einem hektischen Arbeitstag kann es schwierig sein, eine kohlenhydratarme Diät einzuhalten. Allerdings gibt es Möglichkeiten, die Low-Carb-Ernährung an den Berufsalltag anzupassen.
Hier sind einige Tipps:

- Essensplanung: Nehmen Sie sich die Zeit, Mahlzeiten im Voraus zu planen, um sicherzustellen, dass Sie den ganzen Arbeitstag lang kohlenhydratarme Lebensmittel zur Verfügung haben.
- Optionen für Firmenessen oder Mittagessen im Restaurant: Wählen Sie kohlenhydratarme Optionen für Firmenessen oder suchen Sie nach Restaurants, die kohlenhydratarme Optionen anbieten.
- Low-Carb-Snacks: Bereiten Sie für die Arbeit kohlenhydratarme Snacks wie Nüsse, geschnittenes Gemüse und Kichererbsen-Hummus zu.
- Schnelle und einfache Mahlzeiten: Finden Sie schnelle und einfache Mahlzeiten, die Sie im Voraus zubereiten können, wie z. B. magere Proteinsalate und kohlenhydratarmes Gemüse.

Tipps zur Organisation und Planung von Mahlzeiten

Um eine Low-Carb-Diät erfolgreich umzusetzen, ist eine gute Organisation und Essensplanung entscheidend. Hier sind einige praktische Tipps:

- Mahlzeiten planen: Planen Sie wöchentliche Mahlzeiten und Einkaufslisten basierend auf kohlenhydratarmen Ernährungskonzepten.
- Bereiten Sie Mahlzeiten im Voraus zu: Nehmen Sie sich am Wochenende Zeit, um Mahlzeiten im Voraus zuzubereiten, damit Sie an Wochentagen kohlenhydratarme Optionen zur Verfügung haben.
- Bringen Sie Mahlzeiten von zu Hause mit: Durch die Zubereitung und Einnahme von Mahlzeiten zu Hause können Sie die Zutaten kontrollieren und sicherstellen, dass sie mit der kohlenhydratarmen Diät übereinstimmen.
- Verwenden Sie hochwertige Lunchbehälter und -behälter: Investieren Sie in hochwertige Lunchbehälter und -behälter, um Mahlzeiten sicher und effizient aufzubewahren und zu transportieren.

Wenn Sie diese Tipps zur Organisation und Planung Ihrer Mahlzeiten befolgen, können Sie die Low-Carb-Ernährung ganz einfach an Ihren beruflichen Lebensstil anpassen und von zahlreichen gesundheitlichen Vorteilen profitieren.

Stoffwechselmechanismen und Vorteile der Low-Carb-Diät

Die Low-Carb-Diät basiert auf wissenschaftlich bestätigten Stoffwechselprinzipien und -vorteilen. In diesem Kapitel untersuchen wir die Stoffwechselmechanismen kohlenhydratarmer Diäten und ihre Auswirkungen auf Insulin, Blutzuckerkontrolle und Entzündungen im Körper. Darüber hinaus analysieren wir wissenschaftliche Erkenntnisse und klinische Studien zur Wirksamkeit der Low-Carb-Diät.

Erklärung der Stoffwechselmechanismen bei der Low-Carb-Diät

- Begrenzen Sie die Kohlenhydrataufnahme: Wenn Kohlenhydrate reduziert werden, greift der Körper auf alternative Energiequellen wie Fett zurück.

- Ketose: Wenn der Kohlenhydratspiegel unter einen bestimmten Schwellenwert sinkt, bildet die Leber Ketonkörper, die als alternative Energiequelle genutzt werden können.
- Erhöhte Fettoxidation: Mit weniger kraftstoffreichen Kohlenhydraten nutzt der Körper zunehmend Fettreserven als primäre Energiequelle.

Auswirkungen auf Insulin und Blutzuckerkontrolle

- Reduzierung von Insulin: Aufgrund der begrenzten Kohlenhydrataufnahme kommt es zu einer Reduzierung der Insulinspitzen im Körper. Dies kann die Insulinsensitivität erhöhen und die Wahrscheinlichkeit einer Insulinresistenz verringern.
- Kontrolle des Blutzuckerspiegels: Die kohlenhydratarme Diät hilft, den Blutzuckerspiegel durch die Reduzierung von Kohlenhydraten zu stabilisieren. Dies kann besonders für Menschen mit Typ-2-Diabetes oder Prädiabetes von Vorteil sein.

Die Rolle von Entzündungen im Körper und wie die kohlenhydratarme Ernährung dabei helfen kann, sie zu reduzieren

- Reduzierung des Konsums von raffiniertem Zucker: Die kohlenhydratarme Ernährung begrenzt den Konsum von raffiniertem Zucker, der bekanntermaßen Entzündungen im Körper verursacht.
- Erhöhen Sie den Verzehr gesunder Fette: Die kohlenhydratarme Ernährung fördert den Verzehr gesunder Fette wie Pflanzenöle, Nüsse und Avocados, die entzündungshemmende Eigenschaften haben können.

Wissenschaftliche Erkenntnisse und klinische Studien zur Low-Carb-Ernährung

- Nachhaltiges Abnehmen: Die Low-Carb-Diät kann zu einer effektiven und langfristigen Gewichtsabnahme führen.
- Verbesserte Blutzuckerkontrolle: Eine kohlenhydratarme Ernährung kann zur Verbesserung der Blutzuckerkontrolle beitragen, insbesondere bei Menschen mit Typ-2-Diabetes.
- Reduzierung kardiovaskulärer Risikofaktoren: Die kohlenhydratarme Ernährung kann das LDL-Cholesterin senken, den Blutdruck verbessern und andere Risikofaktoren für Herzerkrankungen reduzieren.

Die Analyse dieser wissenschaftlichen Erkenntnisse und klinischen Studien bietet eine solide Grundlage für das Verständnis und die Umsetzung bieten. Akzeptanz der Low-Carb-Diät als gesunde und nachhaltige Ernährungsweise.

Praktische Tipps für den Einstieg in eine Low-Carb-Diät

Die Umstellung auf eine kohlenhydratarme Ernährung erfordert einige Anpassungen und Vorbereitungen. In diesem Kapitel geben wir praktische Tipps, die Ihnen den Einstieg in eine kohlenhydratarme Ernährung erleichtern.

Vorbereitung auf die Low-Carb-Diät

- Bestimmen Sie Ihre Ziele: Bestimmen Sie Ihre Ziele für eine kohlenhydratarme Ernährung, sei es Gewichtsverlust, eine bessere Blutzuckerkontrolle oder allgemeines Wohlbefinden.
- Essensplanung: Erstellen Sie einen wöchentlichen Essensplan, der sowohl ausgewogen als auch gesund ist.

- Auf der Grundlage Ihres Speiseplans sollte eine Einkaufsliste erstellt werden, um sicherzustellen, dass Sie alles haben, was Sie brauchen.

Lebensmittel für eine kohlenhydratarme Ernährung

- Proteine: Essen Sie mageres Fleisch, Fisch, Eier, Milchprodukte und pflanzliche Proteinquellen wie Tofu oder Hülsenfrüchte.
- Gesunde Fette: Verwenden Sie gesunde Fettquellen wie Avocados, Nüsse, Samen und hochwertige Pflanzenöle.
- Gemüse: Wählen Sie kohlenhydratarmes Gemüse wie grünes Blattgemüse, Brokkoli, Paprika und Pilze.
- Früchte mit niedrigem glykämischen Index: Bevorzugen Sie Beeren, Zitrusfrüchte und Äpfel, die einen geringen Einfluss auf den Blutzuckerspiegel haben.

Vermeiden Sie Kohlenhydrate bei der Low-Carb-Diät

- Raffiniertes Getreide und Stärke: Vermeiden Sie Lebensmittel wie Weißbrot, Nudeln, Reis und Kartoffeln, da diese reich an Kohlenhydraten sind.
- Zuckerhaltige Lebensmittel und Getränke: Vermeiden Sie zuckerhaltige Limonaden, Süßigkeiten, Kuchen und andere Desserts.
- Verarbeitete Lebensmittel: Achten Sie auf verarbeitete Lebensmittel, die oft versteckten Zucker und Kohlenhydrate enthalten.

Praktische Tipps für den Alltag

- Bereiten Sie Mahlzeiten vor: Bereiten Sie Ihre Mahlzeiten im Voraus vor, um der Versuchung ungesunder Snacks oder Fast Food zu entgehen.
- Snacks für unterwegs: Nehmen Sie immer gesunde Snacks wie Nüsse, Gemüsesticks oder hartgekochte Eier zu sich, um Heißhungerattacken vorzubeugen.
- Flüssigkeitszufuhr: Trinken Sie ausreichend Wasser, um den Körper mit Feuchtigkeit zu versorgen und Heißhungerattacken zu reduzieren.

Herausforderungen meistern

- Soziale Situationen: Planen Sie, wie Sie mit sozialen Situationen wie dem Ausgehen zum Abendessen oder auf Partys umgehen und gesunde kohlenhydratarme Optionen wählen.
- Heißhunger: Finden Sie gesunde Alternativen zu Ihren Lieblingssnacks, um den Heißhunger einzudämmen.
- Langfristige Umstellung: Betrachten Sie die Low-Carb-Diät als eine langfristige Umstellung Ihrer Essgewohnheiten und suchen Sie nach leckeren Rezepten, die Sie motivieren.

Die Umstellung auf eine kohlenhydratarme Ernährung erfordert Anpassung und Engagement, aber diese praktischen Tipps können Ihnen den Einstieg erleichtern und langfristige Erfolge erzielen.

Herausforderungen bei der Low-Carb-Diät meistern

Die Low-Carb-Diät kann gewisse Herausforderungen mit sich bringen, aber mit den richtigen Ansätzen und Strategien können Sie diese meistern und Ihre Ernährungsumstellung zum Erfolg führen. In diesem Kapitel geben wir Tipps, wie Sie Herausforderungen meistern und langfristig an der Low-Carb-Ernährung festhalten können.

Heißhungerattacken überwinden

- Proteinreiche Snacks: Wählen Sie proteinreiche Snacks wie Nüsse, griechischen Joghurt oder hartgekochte Eier, um den Heißhunger zu reduzieren.
- Gesunde Fettquellen: Integrieren Sie gesunde Fettquellen wie Avocado oder Olivenöl in Ihre Mahlzeiten, um das Sättigungsgefühl zu fördern.
- Richtige Flüssigkeitszufuhr: Trinken Sie viel Wasser, da Durst oft als Hunger missverstanden werden kann.

Umgang mit sozialen Situationen

- Kommunikation: Sprechen Sie mit Freunden und der Familie offen über Ihre Essensauswahl, damit diese Ihre Bedürfnisse besser verstehen können.
- Optionen: Suchen Sie in Restaurants nach kohlenhydratarmen Optionen oder bieten Sie an, das Essen für gesellschaftliche Zusammenkünfte zu kochen.
- Kreativität in der Küche: Experimentieren Sie mit neuen Low-Carb-Rezepten, um köstliche Gerichte für Ihre Gäste zu kreieren.

Behalten Sie eine langfristige Motivation bei

- Setzen Sie sich realistische Ziele: Definieren Sie klare und erreichbare Ziele, um motiviert zu bleiben.
- Belohnungssystem: Belohnen Sie sich für das Erreichen von Meilensteinen mit Non-Food-Belohnungen wie einem Spa-Tag oder einem neuen Buch.
- Finden Sie Unterstützung: Suchen Sie in Online-Foren oder lokalen Gruppen nach Gleichgesinnten, um Erfahrungen auszutauschen und sich gegenseitig zu motivieren.

Umgang mit Rückschlägen

- Akzeptanz: Akzeptieren Sie, dass Rückschläge Teil des Prozesses sind und lassen Sie sich nicht entmutigen. Lernen Sie aus Ihren Fehlern und gehen Sie gestärkt daraus hervor.
- Neustart: Wenn Sie von der Low-Carb-Diät abweichen, starten Sie neu und beginnen Sie erneut.
- Selbstreflexion: Analysieren Sie die Gründe für den Rückschlag und entwickeln Sie Strategien, um mit ähnlichen Situationen in Zukunft besser umzugehen.

Die Low-Carb-Diät erfordert Entschlossenheit und Ausdauer, aber mit den richtigen Strategien können Sie Herausforderungen meistern und gesunde Essgewohnheiten beibehalten. Bleiben Sie motiviert, suchen Sie Unterstützung und seien Sie freundlich zu sich selbst, um langfristig erfolgreich zu sein.

30-TAGE-MAHLZEITPLAN

BITTE BEACHTEN SIE: Die Nährwertangaben in den einzelnen Rezepten des Kochbuchs beziehen sich immer auf eine Portion, ohne Süßungsmittel oder optionale Gewürze.

	FRÜHSTÜCK	MITTAGESSEN	ABENDESSEN	SNACKS UND ZWISCHEN DEN MAHLZEITEN
WOCHE 1				
Tag 1	2.Mandel-Pfannkuchen	36. Bodenlose Quiche mit Spinat und Käse	53.Rindersteak mit Tomaten-Basilikum-Sauce	155.Bodenloser Schokoladenkäsek uchen
Tag 2	5.Fruchtsmoothi e ohne Zucker	75.Gebackenes Wolfsbarschfilet mit Oliven und Kirschtomaten	83.Gefüllte Paprika mit Quinoa und Käse	127.Gegrillte Auberginen mit Avocadocreme
Tag 3	18. Spiegeleier mit knusprigem Speck	30.Caprese-Salat mit Büffelmozzarella	44.Schweinefilet mit Senfsauce	150.Tiramisu Ohne Zucker
Tag 4	8. Rührei mit getrockneten Tomaten und Spinat	61.Gegrillter Lachs mit Spargel	84. Gemüse-Pad Thai mit Tofu	139.Zucchini-Carpaccio mit Parmesanspänen und Basilikum
Tag 5	1. Porridge mit gemischten Früchten	27.Quinoa-Salat mit gegrilltem Gemüse	42.Hähnchen mit Zitronensauce und gedünstetem	148.Vanillepudding ohne Laktose
Tag 6	4. Avocado-Eier	67. Gebratener Thunfisch mit Ingwer-Limetten-Sauce	68. Gegrillte Garnelenspieße mit gemischtem Gemüse	122.Gefüllte Avocado mit Thunfisch
Tag 7	9.Bananen-Hafer-Pfannkuchen	33.Truthahn-Gemüse-Wrap	47. Rinderfilet mit grüner Pfeffersauce	159. Zuckerfreie Erdbeer-Panna Cotta
WOCHE 2				
Tag 8	20. Vollkorn-Bruschetta mit frischen Tomaten und Basilikum	78. Seezungenfilet mit Zitronenpetersilie	92. Zucchini-Nudeln mit Avocado-Pesto	137. Panierte Hähnchenbällchen mit Mandelmehl
Tag 9	7.Griechischer Joghurt mit Blaubeeren und Müsli	22.Thunfisch-Gurken-Salat im Salatblatt	51. Rindergulasch mit Pilzen und Karotten	156.Schokoladen-Avocado-Mousse
Tag 10	10.Grüner Smoothie mit Spinat und Früchten	64.Geschwenkte Garnelen mit Spinat	95. Spinat-Ziegenkäse-Tarte	124.Herzhafter Kräutermuffin

Tag 11	14. Protein-Crepes mit Erdbeeren und Mandelcreme	37.Maissalat mit schwarzen Bohnen	46.Hühnercurry mit Gemüse	141. Erdbeereis ohne Laktose
Tag 12	6.Gemüse-Frittata	74. Thunfisch mit Sesamkruste und Sojasauce	89. Gefüllte Zucchini mit Quinoa und Käse	125.Gebackene Zucchinichips
Tag 13	12.Vollkorntoast mit Frischkäse und Avocado	24. Garnelen-Avocado-Salat	59.Kalbsschnitzel mit Weißweinsauce	148.Vanillepudding Ohne Laktose
Tag 14	13.Schinken-Käse-Omelett	66.Gegrillter Lachs mit Zitronen-PetersilienSauce	69.Schollen mit Mandeln und Petersilie im Ofen backen	121.Zitronen-Hähnchenspieße
WOCHE 3				
Tag 15	15. Selbstgemachte Energieriegel mit Nüssen und Samen	69.Die Scholle mit den Mandeln und der Petersilie im Ofen backen	54.Rosmarinhähnchen mit Ofenkartoffeln	143.Kokos-Schokoladenkekse
Tag 16	3.Chiasamenbrei	78.Seezungenfilet mit Zitronenpetersilie	98.Quinoa-Salat mit Gurke und Kirschtomaten	126.Gegrillte Hähnchenspiesse Mit Joghurtsosse
Tag 17	16.Schokoladen-Erdnussbutter-Protein-Shake	25.Bodenlose Gemüsequiche	56. Gegrillte Schweinerippchen mit Gewürzeinreibung	158.Apfelkuchen ohne Mehl
Tag 18	11.Muffins mit Apfel und ohne Zucker	80.Fischsuppe mit Vollkorn-Crostini	85.Blumenkohlrisotto mit Ziegenkäse	134.Auberginen-Ricotta-Kugeln Im Ofen
Tag 19	19. Smoothie-Bowl mit Kokosnuss und tropischen Früchten	38.Rucola-Salat mit geräuchertem Lachs	48.Zitronen-Hähnchenbällchen	144.Vanille-Mandel-Mousse
Tag 20	17.Avocado-Toast mit geräuchertem Lachs	73.Lachs in Pergament mit gedünstetem Gemüse	91.Linsensalat mit Kirschtomaten und Rucola	128.Türkische Fleischbällchen im Ofen mit Tomatensauce
Tag 21	2.Mandel-Pfannkuchen	27.Quinoa-Salat mit gegrilltem Gemüse	49.Gegrilltes Schweinefleisch mit Senf-Honig-Sauce	142.Zuckerfreie Kokos-Panna Cotta

WOCHE 4				
Tag 22	5.Fruchtsmoothie ohne Zucker	63.Mit gemischtem Gemüse auf Backpapier legen	96.Wok-Gemüse mit Sojasauce	135. Marinierte Oliven mit Rosmarin und Knoblauch
Tag 23	18. Spiegeleier mit knusprigem Speck	23.Tomaten-Basilikum-Suppe	45. Gegrilltes Hähnchen mit Rucolasalat und Kirschtomaten	160.Schoko-Cheesecake ohne Boden
Tag 24	8. Rührei mit getrockneten Tomaten und Spinat	70. Tintenfischsalat mit Kirschtomaten	82. Kichererbsenburger mit Avocadosalat	146.Schokoladen-Avocado-Creme
Tag 25	1.Porridge mit gemischten Früchten	28. Linsensuppe mit Tomaten	52. Mit Käse und Spinat gefüllte Schweinekoteletts	132. Gebackene Zucchinichips mit geräuchertem Paprika
Tag 26	4. Avocado-Eier	71. Garnelen in der Pfanne mit Knoblauch und Chili	97.Tofu mit Mandelkruste und süß-saurer Soße	154. Erdbeer-Griechisch-Joghurt-Mousse
Tag 27	9.Bananen-Hafer-Pfannkuchen	31. Garnelen-Zitrus-Salat	50.Pizzahähnchen mit Mozzarella und Tomate	132. Gefüllte Eier mit Thunfisch und fettarmer Mayonnaise
Tag 28	20. Vollkorn-Bruschetta mit frischen Tomaten und Basilikum	72. Gegrilltes Schwertfischsteak mit Zitrussauce	88.Tofu-Pfanne mit gebratenem Gemüse	147. Karamell-Pudim ohne Zucker
WOCHE 5				
Tag 2 9	7.Griechischer Joghurt mit Blaubeeren und Müsli	32. Zucchini-Spaghetti mit Avocado-Pesto	55.Putengulasch mit Saisongemüse	133. Gurkensticks mit Kichererbsen-Hummus
Tag 30	10.Grüner Smoothie mit Spinat und Früchten	79. Gegrillte Garnelen mit Avocado-Limettensauce	35. Tomaten-Bohnen-Suppe	142. Zuckerfreie Kokos-Panna Cotta

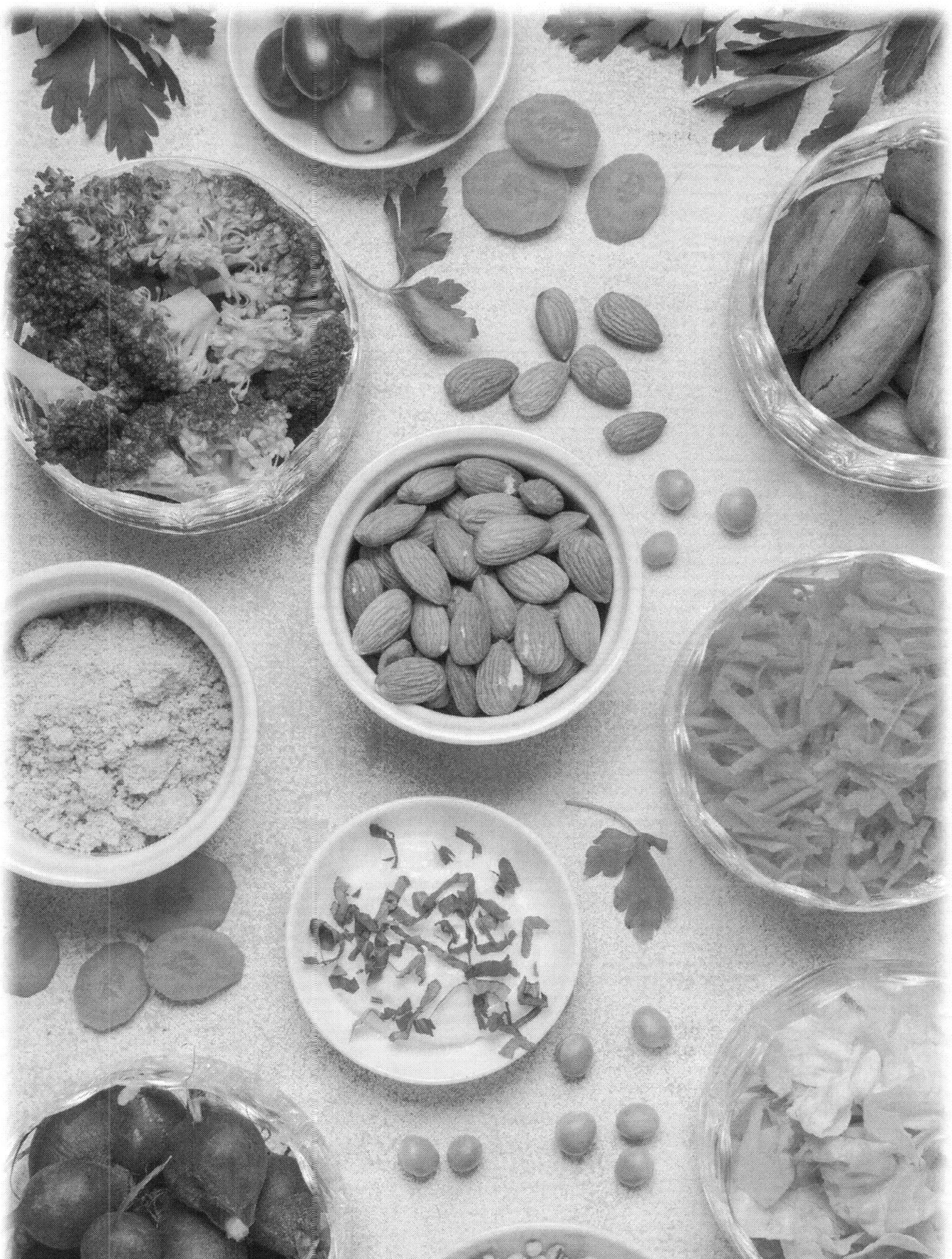

BITTE BEACHTEN SIE: Die Nährwertangaben in den einzelnen Rezepten des Kochbuchs beziehen sich immer auf eine Portion, ohne Süßungsmittel oder optionale Gewürze.

1. Porridge mit gemischten Früchten

Zubereitungszeit: 5 Minuten | Kochzeit: 10 Minuten | Portionen: 1

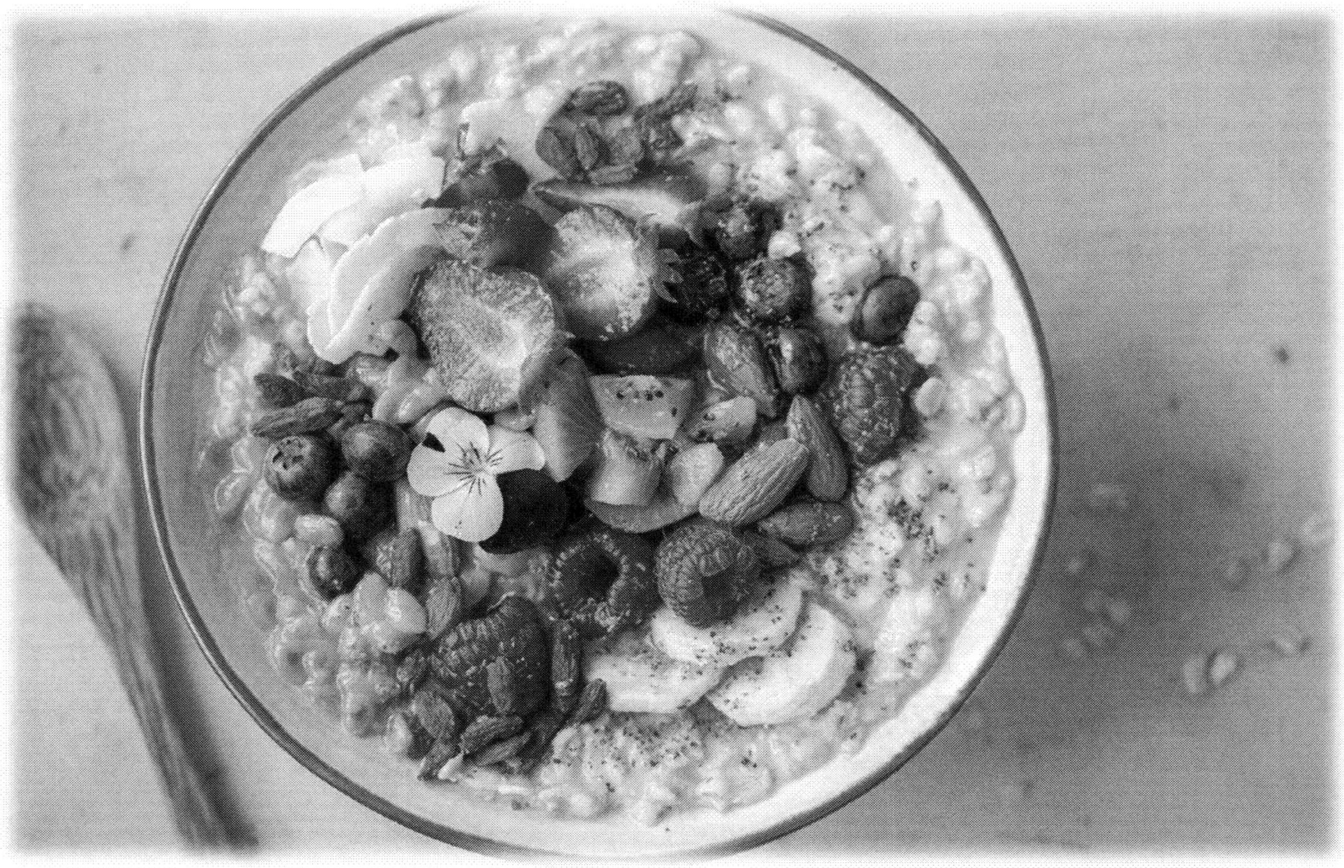

INGREDIENZIEN:

- 50 Gramm Haferflocken
- 250 ml Milch (oder pflanzliche Milchalternative)
- 1 TL Honig oder Süßungsmittel Ihrer Wahl
- 1/2 TL Vanilleextrakt
- Eine Prise Salz
- 100 g gemischtes Obst (z. B. Beeren, Bananen, Äpfel), in Stücke schneiden
- Optional: Nüsse, Samen oder Joghurt zum Garnieren

VORBEREITUNG:

1. Haferflocken, Milch, Honig, Vanilleextrakt und Salz in einem Topf vermischen.
2. Den Topf bei mittlerer bis hoher Hitze erhitzen und unter ständigem Rühren kochen lassen.
3. Reduzieren Sie die Hitze und lassen Sie die Haferflocken 5–7 Minuten köcheln, bis sie die gewünschte Konsistenz erreicht haben. Gelegentlich umrühren, um ein Anbrennen zu verhindern.
4. Die Haferflocken in eine Schüssel geben und mit gemischten Früchten garnieren.
5. Nach Belieben mit Nüssen, Samen oder Joghurt belegen.
6. Sofort servieren und genießen!

Kalorien: 350 kcal | Kohlenhydrate: 55 g | Fett: 8g | Protein: 12g | Ballaststoffe: 10 g

2. Mandel-Pfannkuchen

Zubereitungszeit: 10 Minuten | Kochzeit: 10 Minuten | Portionen: 2

INGREDIENZIEN:

- 100 g Mandelmehl
- 2 Eier
- 120 ml Mandelmilch (ungesüßt)
- 1 Teelöffel Backpulver
- 1 Teelöffel Vanilleextrakt
- Optional: Beeren oder Obst zum Servieren

VORBEREITUNG:

1. Eier, Mandelmehl, Mandelmilch, Backpulver und Vanilleextrakt verquirlen, bis ein glatter Teig entsteht.
2. Etwas Öl in eine heiße Pfanne geben.
3. Geben Sie den Teig in die Pfanne und braten Sie ihn portionsweise unter gelegentlichem Wenden an, bis beide Seiten goldbraun sind. Beide Seiten gewinnen.
4. Die Pfannkuchen mit Beeren oder Früchten servieren.

Kalorien: 220| Fett: 16g | Kohlenhydrate: 8 g | Protein: 10g | Faser: 4g

3. Chiasamenbrei

Zubereitungszeit: 5 Minuten | Kochzeit: 0 Minuten | Portionen: 1

INGREDIENZIEN:

- 2 Esslöffel Chiasamen
- 150 ml Mandelmilch (ungesüßt)
- 1 Teelöffel Honig oder Süßungsmittel Ihrer Wahl
- Optional: Beeren oder Nüsse zum Garnieren

VORBEREITUNG:

1. Mandelmilch in die Schüssel mit den Chiasamen geben.
2. Gut umrühren und 10 Minuten quellen lassen.
3. Fügen Sie nach Bedarf Honig oder Süßstoff hinzu und rühren Sie erneut um.
4. Mit Beeren oder Nüssen garnieren und servieren.

Kalorien: 180| Fett: 10g | Kohlenhydrate: 12 g | Protein: 6g | Ballaststoffe: 10 g

4. Avocado-Eier

Zubereitungszeit: 10 Minuten | Kochzeit: 5 Minuten | Portionen: 1

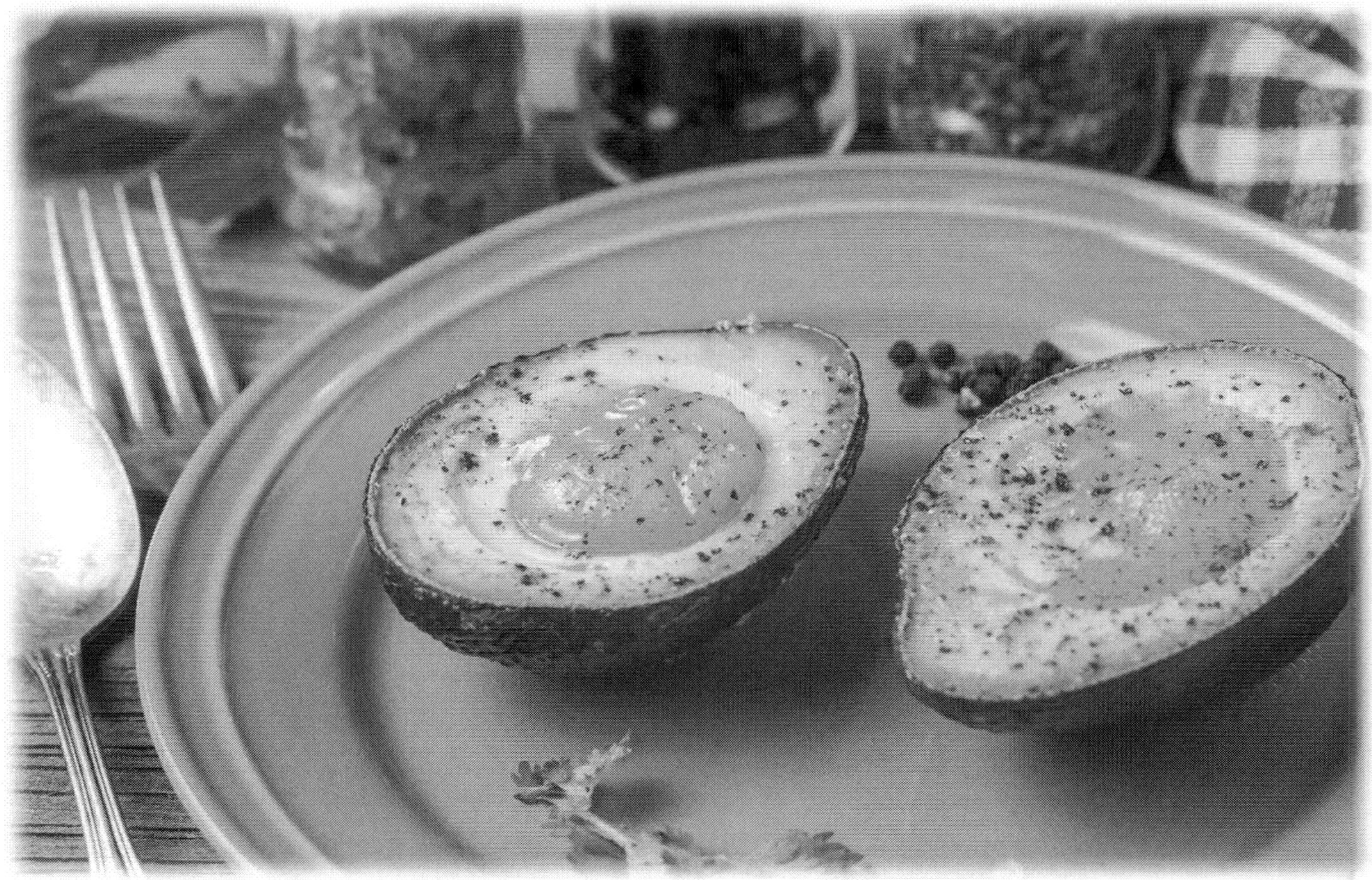

INGREDIENZIEN:

- 1 Avocado
- 2 Eier
- Speisesalz und Pfefferpulver nach Wunsch
- Optional: frische Kräuter zum Garnieren

VORBEREITUNG:

1. Avocado halbieren und den Kern entfernen.
2. Schlagen Sie das Ei vorsichtig in jede Avocadohälfte und achten Sie darauf, dass das Eigelb in die Vertiefung der Avocado passt.
3. Mit Salz und Pfeffer würzen.
4. Legen Sie die Avocado- und Eihälften für etwa 15 Minuten auf das Backblech, bis das Ei im vorgeheizten Ofen bei 180 °C fest ist.
5. Mit frischen Kräutern garnieren und servieren.

Kalorien: 240| Fett: 20 g | Kohlenhydrate: 6 g | Protein: 12g | Faser: 4g

5. Fruchtsmoothie ohne Zucker

Zubereitungszeit: 5 Minuten | Kochzeit: 0 Minuten | Portionen: 1

INGREDIENZIEN:

- 1 Banane
- 100 g gemischte gefrorene Beeren
- 150 ml Mandelmilch (ungesüßt)
- 1 Esslöffel Mandelbutter
- Optional: Chiasamen oder Leinsamen zum Garnieren

VORBEREITUNG:

1. Die Banane schälen und teilen.
2. Alle Zutaten in einem Mixer mixen. Gründlich glatt rühren.
3. In eine Schüssel füllen und je nach Vorliebe mit Chiasamen oder Leinsamen dekorieren .

Kalorien: 250| Fett: 12g | Kohlenhydrate: 30 g | Protein: 6g | Ballaststoffe: 8 g

6. Gemüse-Frittata

Zubereitungszeit: 10 Minuten | Kochzeit: 15 Minuten | Portionen: 2

INGREDIENZIEN:

- 100 g gemischtes Gemüse (z. B. Paprika, Zucchini, Spinat)
- 50 Gramm geriebener Käse
- Speisesalz und Pfefferpulver nach Wunsch
- Optional: Frische Kräuter zur Dekoration

VORBEREITUNG:

1. Das Gemüse in kleine Stücke schneiden.
2. In einer Schüssel die Eier aufschlagen und mit einer Prise Salz und Pfeffer würzen.
3. Das Gemüse und den geriebenen Käse dazugeben und gut vermischen.
4. Die Eimischung sollte in eine heiße Pfanne gegossen werden.
5. Bei mittlerer Hitze braten, bis die Frittata fest und goldbraun ist.
6. Mit frischen Kräutern garnieren und servieren.

Kalorien: 180; Fett: 12g; Kohlenhydrate: 6 g | Protein: 12g | Ballaststoffe: 2 g

7. Griechischer Joghurt mit Blaubeeren und Müsli

Zubereitungszeit: 5 Minuten | Kochzeit: 0 Minuten | Portionen: 1

INGREDIENZIEN:

- 150g griechischer Joghurt
- 50 g frische Blaubeeren
- 20 g Müsli (pur oder mit Nüssen)

VORBEREITUNG:

1. Nehmen Sie eine Schüssel und fügen Sie den griechischen Joghurt hinzu.
2. Streuen Sie die frischen Blaubeeren über den Joghurt.
3. Streuen Sie das Müsli über die Blaubeeren.
4. Genießen Sie Joghurt mit Blaubeeren und Müsli als leckeren Snack oder als gesundes Frühstück.

Kalorien: 250; Fett: 8g; Kohlenhydrate: 30 g; Eiweiß: 15 g; Ballaststoffe: 5 g

8. Rührei mit sonnengetrockneten Tomaten und Spinat

Zubereitungszeit: 5 Minuten | Kochzeit: 10 Minuten | Portionen: 2

INGREDIENZIEN:

- 4 Eier
- 50 Gramm sonnengetrocknete Tomaten
- 100g frischer Spinat
- Gewürze nach Geschmack

VORBEREITUNG:

1. Die Eier salzen, pfeffern und in einer Rührschüssel verquirlen.
2. Getrocknete Tomaten in kleine Stücke schneiden.
3. Den Spinat waschen und grob hacken.
4. Eine Pfanne erhitzen und die Eier hinzufügen.
5. Getrocknete Tomaten und Spinat hinzufügen und kochen, bis die Eier fest sind.
6. Auf zwei Teller verteilen und servieren.

Kalorien: 236| Kohlenhydrate: 3 g | Fett: 12g | Protein: 14g | Ballaststoffe: 2 g

9. Bananen-Hafer-Pfannkuchen

Zubereitungszeit: 10 Minuten | Kochzeit: 10 Minuten | Portionen: 2

INGREDIENZIEN:

- 1 reife Banane
- 2 Eier
- 50 Gramm Haferflocken
- 1 Teelöffel Backpulver
- Prise Salz
- Optional: Zimt, Vanilleextrakt

VORBEREITUNG:

1. Die Banane mit einer Gabel zerdrücken.
2. Eier, Haferflocken, Backpulver und Salz unter die Banane mischen.
3. Optional Zimt oder Vanilleextrakt hinzufügen.
4. Eine Pfanne erhitzen und den Teig portionsweise einfüllen.
5. Frittieren, bis beide Seiten goldbraun sind. Auf zwei Teller verteilen und je nach Wunsch mit frischem Obst oder Joghurt servieren.

Kalorien: 327 | Kohlenhydrate: 30 g | Fett: 9 g | Protein: 11g | Faser: 4g

10. Grüner Smoothie mit Spinat und Früchten

Zubereitungszeit: 5 Minuten | Portionen: 2

INGREDIENZIEN:

- 100 g frischer Spinat
- 1 reife Banane
- 100 g gemischte gefrorene Beeren (z. B. Erdbeeren, Heidelbeeren, Himbeeren)
- 250 ml Mandelmilch (ungesüßt)
- 1 Esslöffel Mandelbutter oder eine andere Nussbutter
- Optional: 1 Teelöffel Honig oder Süßungsmittel nach Wahl

VORBEREITUNG:

1. Den Spinat gründlich waschen.
2. Schäle die Banane und schneide sie in kleine Stücke.
3. Den Apfel entkernen und in Würfel schneiden.
4. Alle Zutaten in den Mixer geben und gründlich mixen, bis eine samtige Konsistenz entsteht.
5. In Gläser füllen und sofort servieren.

Kalorien: 132| Kohlenhydrate: 32 g | Fett: 0,6g | Eiweiß: 2 g | Ballaststoffe: 8 g

11. Muffins mit Apfel und ohne Zucker

Zubereitungszeit: 15 Minuten | Kochzeit: 20 Minuten | Portionen: 12

INGREDIENZIEN:

- 2 Äpfel, geschält und gewürfelt
- 200 g Vollkornmehl
- 2 Teelöffel Backpulver
- 1 TL Zimt
- 2 Eier
- 120 ml ungesüßtes Apfelmus
- 60 ml Mandelmilch
- 60 ml Kokosöl, geschmolzen
- 1 TL Vanilleextrakt

VORBEREITUNG:

1. Bereiten Sie eine Muffinform vor und heizen Sie den Backofen auf 180 °C vor.
2. Vollkornmehl, Backpulver und Zimt in einer Schüssel vermischen.
3. Die Eier in einer anderen Schüssel verquirlen, dann Apfelmus, Mandelmilch, geschmolzenes Kokosöl und Vanilleextrakt hinzufügen. Gut mischen.
4. Mischen Sie die trockenen und nassen Zutaten vorsichtig.
5. Die gehackten Äpfel unter den Teig heben.
6. Der Teig sollte gleichmäßig auf die Muffinformen verteilt werden.
7. Backen Sie die Muffins etwa 20 Minuten lang im Ofen, bis sie goldbraun und durchgebacken sind.
8. Aus dem Ofen nehmen, abkühlen lassen und dann servieren.

Kalorien: 148| Kohlenhydrate: 18 g | Fett: 6g | Protein: 3g | Faser: 4g

12. Vollkorntoast mit Frischkäse und Avocado

Zubereitungszeit: 5 Minuten | Kochzeit: 2 Minuten | Portionen: 1

INGREDIENZIEN:

- 2 Scheiben Vollkorntoast
- 50 Gramm Frischkäse
- 1/2 reife Avocado, in Scheiben geschnitten
- Salz und Pfefferpulver nach Geschmack

VORBEREITUNG:

1. Vollkorntoastscheiben im Toaster oder auf dem Grill.
2. Die gerösteten Toastscheiben mit Frischkäse bestreichen.
3. Die Avocadoscheiben gleichmäßig auf dem Frischkäse verteilen.
4. Mit etwas Speisesalz und Pfefferpulver würzen.
5. Den Toast falten und servieren.

Kalorien: 248| Kohlenhydrate: 26 g | Fett: 13g | Protein: 8g | Ballaststoffe: 8 g

13. Schinken-Käse-Omelett

Zubereitungszeit: 10 Minuten | Kochzeit: 10 Minuten | Portionen: 1

INGREDIENZIEN:

- 3 Eier
- 2 Scheiben Schinken
- 30 g Käse zum Reiben (Beispiel: Gouda oder Emmentaler)
- Speisesalz und Pfefferpulver nach Wunsch
- 1 EL Speiseöl

VORBEREITUNG:

1. In einer Rührschüssel die Eier verquirlen. Mit Speisesalz und Pfefferpulver abschmecken. Um genau die richtige Würze zu gewährleisten.
2. Das Olivenöl in einer Pfanne erhitzen.
3. Den Schinken in Streifen schneiden und in die Pfanne geben. Kurz anbraten.
4. Die geschlagenen Eier über den Schinken gießen. Mit geriebenem Käse belegen.
5. Bei mittlerer bis hoher Hitze weitergaren, bis das Omelett fest ist und der Käse geschmolzen ist.
6. Das Omelett vorsichtig falten und auf einen Teller legen.
7. Heiß servieren.

Kalorien: 296 | Kohlenhydrate: 2 g | Fett: 22g | Protein: 21g | Ballaststoffe: 0 g

14. Protein-Crepes mit Erdbeeren und Mandelcreme

Zubereitungszeit: 10 Minuten | Kochzeit: 10 Minuten | Portionen: 2

INGREDIENZIEN:

- 2 Eier
- 30 g Proteinpulver (z. B. Vanille- oder Erdbeergeschmack)
- 60 ml Milch
- 30 Gramm Mehl
- 1 TL Kokosöl
- 100 g Erdbeeren, in Scheiben schneiden
- 2 EL Mandelcreme

VORBEREITUNG:

1. Die Eier in einer Schüssel verquirlen.
2. Proteinpulver, Milch und Mehl hinzufügen. Gut vermischen, bis ein glatter Teig entsteht.
3. In einer Pfanne das Kokosöl erwärmen.
4. Geben Sie eine Kelle Teig in die Pfanne und verteilen Sie ihn gleichmäßig, sodass ein dünner Pfannkuchen entsteht.
5. Weiterbraten, bis beide Seiten goldbraun sind.
6. Die fertigen Crêpes mit Erdbeeren belegen und mit Mandelcreme bestreichen.
7. Aufrollen und servieren.

Kalorien: 250; Kohlenhydrate: 17 g | Fett: 10g | Protein: 23g | Faser: 4g

15. Selbstgemachte Energieriegel mit Nüssen und Samen

Zubereitungszeit: 15 Minuten | Kochzeit: 0 Minuten | Portionen: 8

INGREDIENZIEN:

- 100 g Datteln, entkernt
- 50 Gramm Mandeln
- 50 g Cashewnüsse
- 2 EL Chiasamen
- 2 Esslöffel Leinsamen
- 2 EL gehackte Mandeln zum Bestreuen

VORBEREITUNG:

1. Datteln, Mandeln, Cashewkerne, Chiasamen und Leinsamen in einen Mixer geben.
2. Alle Zutaten gründlich vermischen, bis eine klebrige Konsistenz entsteht.
3. Gießen Sie die Mischung vorsichtig auf ein mit Backpapier ausgelegtes Backblech und verteilen Sie sie gleichmäßig.
4. Mit gehackten Mandeln bestreuen und leicht andrücken.
5. Lassen Sie die Mischung abkühlen und stellen Sie sie für mindestens 2 Stunden in den Kühlschrank.
6. Die Masse in Stücke schneiden und genießen.

Kalorien: 170| Kohlenhydrate: 16 g | Fett: 10g | Protein: 5g | Faser: 4g

16. Schokoladen-Erdnussbutter-Protein-Shake

Zubereitungszeit: 5 Minuten | Kochzeit: 0 Minuten | Portionen: 1

INGREDIENZIEN:

- 200 ml Mandelmilch
- 1 Banane
- 1 EL Kakaopulver
- 1 EL Erdnussbutter
- 1 Messlöffel Schokoladenproteinpulver

VORBEREITUNG:

1. Geben Sie alle Zutaten in den Mixer.
2. Mischen, bis eine glatte Konsistenz entsteht.
3. In ein Glas füllen und sofort servieren.

Kalorien: 350| Kohlenhydrate: 35 g | Fett: 12g | Eiweiß: 25 g | Ballaststoffe: 6 g

17. Avocado-Toast mit geräuchertem Lachs

Zubereitungszeit: 10 Minuten | Kochzeit: 0 Minuten | Portionen: 1

INGREDIENZIEN:

- 1 Scheibe Vollkornbrot
- 1/2 reife Avocado
- 50 Gramm geräucherter Lachs
- Frischer Zitronensaft
- Salz und Pfefferpulver nach Geschmack

VORBEREITUNG:

1. Toasten Sie das Vollkornbrot.
2. Das Fruchtfleisch der Avocado mit einer Gabel zerdrücken, die Avocado halbieren und den Stein entfernen.
3. Die Avocadocreme auf das geröstete Brot streichen.
4. Den Räucherlachs auf die Avocado legen.
5. Zum Abschmecken etwas Salz und Pfeffer hinzufügen. Es sollten mehrere Spritzer Zitronensaft darüber geträufelt werden.
6. Sofort servieren.

Kalorien: 320| Kohlenhydrate: 22 g | Fett: 18g | Eiweiß: 20 g | Ballaststoffe: 9 g

18. Spiegeleier mit knusprigem Speck

Zubereitungszeit: 10 Minuten | Kochzeit: 10 Minuten | Portionen: 2

INGREDIENZIEN:

- 4 Scheiben Speck
- 4 Eier
- Speisesalz und Pfefferpulver nach Wunsch
- 1 EL Olivenöl

VORBEREITUNG:

1. Den Speck in einer Pfanne ohne Zugabe von Öl knusprig braten.
2. Den gebratenen Speck auf Küchenpapier abtropfen lassen.
3. Das Olivenöl in einer Pfanne erhitzen.
4. Geben Sie die Eier vorsichtig in die Pfanne, ohne das Eigelb zu zerbrechen.
5. Die Eier auf beiden Seiten anbraten, bis das Eiweiß fest ist und das Eigelb noch leicht flüssig ist.
6. Die Spiegeleier mit dem knusprigen Speck servieren.

Kalorien: 280| Kohlenhydrate: 1 g | Fett: 22g | Protein: 17g | Ballaststoffe: 0 g

19. Smoothie-Bowl mit Kokosnuss und tropischen Früchten

Zubereitungszeit: 10 Minuten | Kochzeit: 0 Minuten | Portionen: 1

INGREDIENZIEN:

- 1 reife Banane, gefroren
- 100 g Ananas, gefroren
- 50 g Mango, gefroren
- 100 ml Kokosmilch
- 2 EL Kokosraspeln
- Frisches Obst und Nüsse zum Garnieren

VORBEREITUNG:

1. Geben Sie die gefrorenen Bananen, Ananas und Mango in einen Mixer.
2. Anschließend die Kokosmilch gründlich verrühren, bis eine cremige Konsistenz entsteht.
3. Gießen Sie die Smoothie-Mischung in eine Schüssel.
4. Mit Kokosraspeln, frischem Obst und Nüssen garnieren.
5. Sofort servieren.

Kalorien: 350| Kohlenhydrate: 50 g | Fett: 12g | Protein: 4g | Ballaststoffe: 6 g

20. Vollkorn-Bruschetta mit frischen Tomaten und Basilikum

Zubereitungszeit: 15 Minuten | Kochzeit: 0 Minuten | Portionen: 2

INGREDIENZIEN:

- 4 Scheiben Vollkornbrot
- 2 Tomaten, gewürfelt
- 1 Knoblauchzehe, gehackt
- Ein paar Basilikumblätter, gehackt
- 1 EL Speiseöl
- Speisesalz und Pfefferpulver nach Wunsch

VORBEREITUNG:

1. Toasten Sie die Vollkornbrotscheiben.
2. Toasten Sie die Vollkornbrotscheiben.
3. Die gehackten Tomaten in eine Schüssel geben.
4. Mit Knoblauch, Basilikum, Olivenöl, Gewürzsalz und gemahlenem Pfeffer gut vermischen.
5. Die Tomatenmischung auf den gerösteten Vollkornbrotscheiben verteilen .
6. Sofort servieren.

Kalorien: 180| Kohlenhydrate: 30 g | Fett: 5g | Protein: 6g | Ballaststoffe: 6 g

21. Hühnchen-Avocado-Salat

Zubereitungszeit: 15 Minuten | Kochzeit: 20 Minuten | Portionen: 2

INGREDIENZIEN:

- 2 Hähnchenbrustfilets
- 1 reife Avocado
- Gemischter grüner Salat
- 2 Tomaten
- eine halbe Gurke
- Die Zwiebel vierteln
- 2 Esslöffel Olivenöl
- Saft einer Zitrone, Salz und
- Salz und Pfefferpulver nach Geschmack

VORBEREITUNG:

1. Anschließend abkühlen lassen. Geben Sie etwas Salz und Pfeffer zu den Hähnchenbrüsten, bevor Sie sie in etwas Olivenöl in einer Pfanne anbraten.
2. Den grünen Salat waschen und auf zwei Teller verteilen.
3. Tomaten, Gurken und gehackte Zwiebeln auf dem Salat anrichten.
4. Avocado halbieren, entkernen und in Scheiben schneiden. Großzügig über den Salat träufeln.
5. Die abgekühlten Hähnchenbrustfilets in Streifen schneiden und auf dem Salat anrichten.
6. Gießen Sie eine Sauce aus Olivenöl, Zitronensaft, Gewürzsalz und gemahlenem Pfeffer über den Salat.
7. Sofort servieren und den Hühnchen-Avocado-Salat genießen.

Kalorien: 320| Protein: 28g | Kohlenhydrate: 10 g | Fett: 20 g | Ballaststoffe: 7 g

22. Thunfisch-Gurken-Salat im Salatblatt

Zubereitungszeit: 10 Minuten | Kochzeit: 0 Minuten | Portionen: 2

INGREDIENZIEN:

- 1 Dose Thunfisch aus der Dose (ohne Öl)
- 1 Gurke, gewürfelt
- 1/2 rote Zwiebel, fein gehackt
- 1/2 rote Chili , fein gehackt (optional)
- 2 Esslöffel Mayonnaise
- 1 Esslöffel Senf
- 1 Zitrone, Saft daraus
- Salz und Pfefferpulver nach Geschmack
- 4 Blätter Eisbergsalat oder großer Salat

VORBEREITUNG:

1. Thunfisch, Gurke, Zwiebel und Chilischote mischen.
2. Bereiten Sie eine Sauce aus Mayonnaise, Senf und Zitronensaft zu.
3. Die Sauce über den Thunfisch gießen und gut vermischen.
4. Die Salatblätter abspülen und trocknen.
5. Die Salatblätter mit dem Thunfisch-Gurken-Salat füllen.
6. Als Vorspeise oder leichtes Hauptgericht servieren.
7. Nach Belieben mit Petersilie oder Chili garnieren.

Kalorien: 180| Protein: 22g | Kohlenhydrate: 6 g | Fett: 7g | Ballaststoffe: 3 g

23. Tomaten-Basilikum-Suppe

Zubereitungszeit: 10 Minuten | Kochzeit: 25 Minuten | Portionen: 4

INGREDIENZIEN:

- 500 g vollreife Tomaten
- 1 Zwiebel
- 2 Knoblauchzehen
- 1 Esslöffel Olivenöl
- 700 ml Gemüsebrühe
- 1 Handvoll frisches Basilikum
- Speisesalz und Pfefferpulver nach Wunsch

VORBEREITUNG:

1. Mit Speisesalz und Pfefferpulver würzen.
2. Die Tomaten gründlich waschen, den Strunk entfernen und grob hacken.
3. Zwiebel und Knoblauch schälen und in kleine Stücke schneiden. Den Knoblauch dazugeben und kurz anbraten. Geben Sie Salz und Pfeffer zu den Hähnchenbrüsten, bevor Sie sie in etwas Olivenöl in einer Pfanne anbraten. Die Zwiebel anbraten, bis sie glasig ist.
4. 5 Minuten leicht köcheln lassen; Die gehackten Tomaten in den Topf geben.
5. Die Gemüsebrühe hinzufügen und die Suppe 15 Minuten köcheln lassen, bis die Tomaten schön weich sind.
6. Basilikum grob hacken und in die Suppe geben. Mischen Sie die Suppe, bis eine glatte Konsistenz entsteht.
7. Die Tomaten-Basilikum-Suppe in Schüsseln oder Teller füllen und servieren.

Kalorien: 80| Protein: 2g | Kohlenhydrate: 12 g | Fett: 3g | Faser: 4g

24. Garnelen-Avocado-Salat

Zubereitungszeit: 15 Minuten | Kochzeit: 5 Minuten | Portionen: 2

INGREDIENZIEN:

- 200 g Garnelen (roh, geschält und entdarmt)
- 1 reife Avocado
- 1/2 Gurke
- 1 Handvoll Kirschtomaten
- 1/4 rote Zwiebel
- Saft von 1 Limette
- 2 Esslöffel Olivenöl
- 1 Knoblauchzehe (gepresst)
- Speisesalz und Pfefferpulver nach Wunsch
- Frischer Koriander (optional, zum Garnieren)

VORBEREITUNG:

1. Braten Sie die Garnelen in Olivenöl an, bis sie rosa und gar sind. Vom Herd nehmen und abkühlen lassen.
2. Die Avocado halbieren, den Stein entfernen und das Fruchtfleisch würfeln. Schneiden Sie außerdem die Gurke und die Kirschtomaten in Würfel. Die rote Zwiebel fein hacken.
3. Limettensaft, Olivenöl, Knoblauch, Speisesalz und Pfefferpulver in einer Schüssel vermischen und das Dressing zubereiten.
4. Die abgekühlten Garnelen, Avocado, Gurken, Kirschtomaten und roten Zwiebeln in die Schüssel geben und vorsichtig vermischen.
5. Den Garnelen-Avocado-Salat auf Tellern anrichten und nach Belieben mit frischem Koriander garnieren.

Kalorien: 280| Protein: 24g | Kohlenhydrate: 12 g | Fett: 16 g Ballaststoffe: 6 g

25. Bodenlose Gemüsequiche

Zubereitungszeit: 15 Minuten | Kochzeit: 40 Minuten | Portionen: 4

INGREDIENZIEN:

- 1 Zucchini
- 1 rote Paprika
- 1 gelbe Paprika
- 1 Zwiebelschote
- 150 Gramm Pilze
- 100 Gramm geriebener Käse
- 4 Hühnereier
- 200 ml Vollmilch
- 1 Esslöffel Olivenöl
- Speisesalz und Pfefferpulver nach Wunsch

VORBEREITUNG:

1. Heize den Ofen auf 180°C vor.
2. Zucchini, rote Paprika, gelbe Paprika, Zwiebeln und Pilze in kleine Würfel schneiden.
3. Anschließend das Olivenöl in einer Pfanne erhitzen
4. anbraten. das Gemüse weich rühren. Mit Speisesalz und Pfefferpulver würzen.
5. Das gebratene Gemüse in eine leicht gefettete Quiche- oder Auflaufform geben und gleichmäßig verteilen.
6. Eier und Milch in einer Schüssel vermischen. Mit Salz und Pfeffer würzen.
7. die Kombination aus Milch und Eiern darüber
8. Gemüse.
9. Den geriebenen Käse über die Quiche streuen.
10. Die Quiche im Ofen 30–35 Minuten backen, bis sie goldbraun und fest ist.
11. Die Gemüsequiche vor dem Servieren aus dem Ofen nehmen und die Kruste abkühlen lassen.

Kalorien: 220| Protein: 14g | Kohlenhydrate: 8 g | Fett: 15 g | Ballaststoffe: 5 g

26. Hühnchen-Avocado-Wrap

Zubereitungszeit: 15 Minuten | Portionen: 2

INGREDIENZIEN:

- 2 Vollkorn-Wraps
- 200g Hähnchenbrust (gegart und in Streifen geschnitten)
- 1 Avocado (in Scheiben geschnitten)
- 1/2 rote Zwiebel (in dünne Ringe geschnitten)
- Eine Handvoll gemischter Blattsalat
- 2 Esslöffel griechischer Joghurt
- 1 TL Zitronensaft
- Speisesalz und Pfefferpulver nach Wunsch

VORBEREITUNG:

1. Erwärmen Sie die Wraps leicht, um sie flexibler zu machen.
2. Die Eier in einer Rührschüssel kräftig verrühren. Nach Geschmack mit Pfeffer und Salz würzen. Für zusätzlichen Geschmack etwas Zitronensaft hinzufügen.
3. Die Wraps mit griechischem Joghurt bestreichen.
4. Hähnchenstreifen, Avocadoscheiben, rote Zwiebelringe und Salat auf die Wraps legen.
5. Rollen Sie die Wraps fest auf und schneiden Sie sie in zwei Hälften.
6. Servieren Sie die Hühnchen-Avocado-Wraps und servieren Sie sie auf Wunsch mit zusätzlichem Joghurtdip oder einer Beilage .

Kalorien: 360| Protein: 28g | Kohlenhydrate: 30 g | Fett: 14g | Ballaststoffe: 9 g

27. Quinoa-Salat mit gegrilltem Gemüse

Zubereitungszeit: 10 Minuten | Kochzeit: 20 Minuten | Portionen: 4

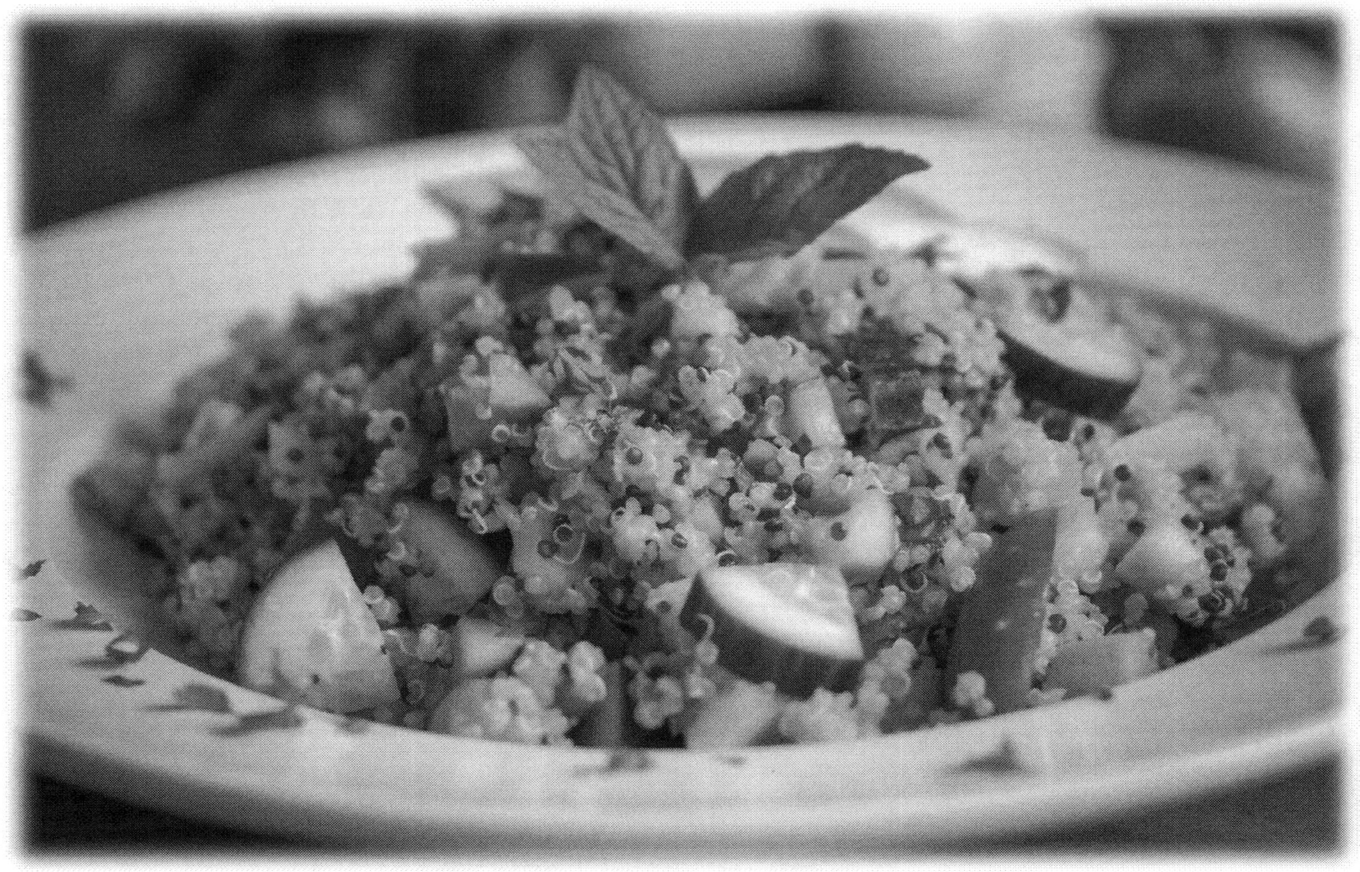

INGREDIENZIEN:

- 200g Quinoa
- 1 rote Paprika
- 1 gelbe Paprika
- 1 Zucchini
- 1 Aubergine
- 1 rote Zwiebel
- 2 Esslöffel Olivenöl
- Saft von 1 Zitrone
- 2 EL gehackte frische Petersilie
- Speisesalz und Pfefferpulver nach Wunsch

VORBEREITUNG:

1. Erwärmen Sie das Öl. Nachdem Sie die Quinoa wie auf der Packung angegeben zubereitet haben, erhitzen Sie etwas lebendiges Öl in einer Pfanne. abkühlen lassen.
2. Paprika, Zucchini, Aubergine und Zwiebel in mundgerechte Stücke schneiden.
3. Erhitzen Sie den Grill oder die Pfanne und rösten Sie das Gemüse, bis es weich und leicht gebräunt ist.
4. Das gegrillte Gemüse, das Olivenöl und den Zitronensaft vermischen. In einer Rührschüssel Petersilie, Salz und Pfeffer hinzufügen.
5. Den abgekühlten Quinoa zum gegrillten Gemüse geben und gut vermischen.
6. Lassen Sie den Quinoa-Salat mindestens 30 Minuten im Kühlschrank ruhen, damit sich die Aromen entfalten können.
7. Vor dem Servieren den Quinoa-Salat noch einmal abschmecken und nach Bedarf würzen.

Kalorien: 280| Protein: 8g | Kohlenhydrate: 38 g | Fett: 11g | Ballaststoffe: 7 g

28. Linsensuppe mit Tomaten

Zubereitungszeit: 10 Minuten | Kochzeit: 30 Minuten | Portionen: 4

INGREDIENZIEN:

- 250 g braune oder grüne Linsen (getrocknet)
- 1 Gemüsezwiebel (fein geschnitten)
- 2 Karotten (gewürfelt)
- 2 Selleriestangen (in kleine Stücke geschnitten)
- 2 Knoblauchzehen (gehackt) 400 g pürierte Tomaten (aus der Dose)
- 1 Liter Gemüsebrühe
- 1 TL Kreuzkümmel
- 1 TL Paprika
- Speisesalz und Pfefferpulver nach Wunsch
- Mit frischer Kresse oder Basilikum garnieren

VORBEREITUNG:

1. Linsen gründlich abspülen und abtropfen lassen.
2. In einem großen Topf Zwiebeln, Karotten, Selleriestangen und Knoblauch mit etwas Olivenöl anbraten, bis sie weich sind.
3. Linsen, gehackte Tomaten, Gemüsebrühe, Kreuzkümmel und Paprika hinzufügen und zum Kochen bringen.
4. Die Suppe sollte zugedeckt etwa 30 Minuten köcheln, bis die Linsen weich sind.
5. Mit Speisesalz und Pfefferpulver würzen.
6. Die Linsensuppe in Schüsseln servieren und mit frischem Koriander oder Petersilie garnieren.

Kalorien: 250| Protein: 15g | Kohlenhydrate: 40 g | Fett: 2 g | Ballaststoffe: ca. 10 g

29. Thunfisch-Bohnen-Salat

Zubereitungszeit: 10 Minuten | Portionen: 2

INGREDIENZIEN:

- 1 Dose Thunfisch in Wasser (abgetropft)
- 1/2 rote Zwiebel (fein gehackt)
- 1/2 Paprika (gewürfelt)
- 1 Dose weiße Bohnen (gespült und abgetropft)
- 1 EL Speiseöl
- 1 EL Zitronensaft
- 1 TL Dijon-Senf
- Speisesalz und Pfefferpulver nach Wunsch
- Frische Petersilie zum Garnieren

VORBEREITUNG:

1. Den abgetropften Thunfisch in eine Schüssel geben und mit einer Gabel zerkleinern.
2. Die gehackten roten Zwiebeln, gewürfelten Paprika und Kidneybohnen zum Thunfisch geben.
3. Gießen Sie die Emulsion über den Salat, nachdem Sie Olivenöl, Zitronensaft, Dijon-Senf, Salz und Pfeffer in einer kleinen Schüssel vermischt haben.
4. Gut vermischen, um alle Zutaten zu vereinen.
5. Den Thunfisch-Bohnen-Salat in Schüsseln servieren und mit frischer Petersilie garnieren.

Kalorien: 220| Protein: 25g | Kohlenhydrate: 18 g | Fett: 6g | Ballaststoffe: 8 g

30. Caprese-Salat mit Büffelmozzarella

Zubereitungszeit: 10 Minuten | Portionen: 2

INGREDIENZIEN:

- 2 reife Tomaten (in Scheiben geschnitten)
- 2 Kugeln Büffelmozzarella (in Scheiben geschnitten)
- Frische Basilikumblätter
- 2 EL Speiseöl
- Balsamico-Glasur
- Speisesalz und Pfefferpulver nach Wunsch

VORBEREITUNG:

1. Tomatenscheiben und Mozzarellascheiben abwechselnd auf einem Teller anrichten.
2. Die Basilikumblätter darüber streuen.
3. Mit Olivenöl beträufeln und mit Balsamico-Glasur beträufeln.
4. Mit Speisesalz und Pfefferpulver würzen.
5. Den Caprese-Salat sofort servieren.

Kalorien: 250| Protein: 20g | Kohlenhydrate: 5 g | Fett: 18g | Ballaststoffe: 3 g

31. Garnelen-Zitrus-Salat

Zubereitungszeit: 15 Minuten | Portionen: 2

INGREDIENZIEN:

- 200 g Garnelen (gekocht und geschält)
- 2 Handvoll gemischter grüner Salat
- 1 Orange (in Stücke geschnitten)
- 1 Grapefruit (in Stücke geschnitten)
- 1 Avocado (in Scheiben geschnitten)
- 2 EL Speiseöl
- Saft einer halben Zitrone
- Speisesalz und Pfefferpulver nach Wunsch

VORBEREITUNG:

1. Den grünen Salat auf einen Teller oder in eine Schüssel geben.
2. Die Garnelen-, Orangen-, Grapefruit- und Avocadoscheiben darauf anrichten.
3. Das Dressing mit Olivenöl, Salz, Zitronensaft und Pfeffer in einer kleinen Schüssel vermischen.
4. Das Dressing über den Salat gießen.
5. Den Garnelen-Zitrus-Salat sofort servieren.

Kalorien: 280| Protein: 20g | Kohlenhydrate: 15 g | Fett: 16g | Ballaststoffe: 6 g

32. Zucchini-Spaghetti mit Avocado-Pesto

Zubereitungszeit: 20 Minuten | Portionen: 2

INGREDIENZIEN:

- 2 mittelgroße Zucchini (in Spiralen oder dünne Streifen geschnitten)
- 1 reife Avocado
- 1/4 Tasse frisches Basilikum
- 2 Knoblauchzehen
- Saft einer halben Zitrone
- 2 EL Olivenöl
- Speisesalz und Pfefferpulver nach Wunsch
- Optional: gehobelter Parmesankäse zum Garnieren

VORBEREITUNG:

1. Schneiden Sie die Zucchini mit einem Spiralschneider oder einem Messer in spaghettiähnliche Streifen.
2. Schneiden Sie die Avocado in zwei Hälften und löffeln Sie das Fruchtfleisch mit einem Löffel heraus, nachdem Sie den Stein entfernt haben.
3. In einer Küchenmaschine oder einem Mixer das Basilikum mit den Knoblauchzehen, Zitronensaft, Pfeffer, Salz und Olivenöl vermischen.
4. Die Avocado dazugeben und zu einem cremigen Pesto verrühren.
5. Die Zucchini-Spaghetti in einer Pfanne mit etwas Olivenöl anbraten, bis sie weich sind.
6. Das Avocado-Pesto über die Zucchini-Spaghetti gießen und gut vermischen.
7. Die Zucchini-Spaghetti mit Avocado-Pesto auf Tellern anrichten und nach Belieben mit geriebenem Parmesan garnieren.

Kalorien: 180| Protein: 6g | Kohlenhydrate: 12 g | Fett: 14g | Ballaststoffe: 10 g

33. Truthahn-Gemüse-Wrap

Zubereitungszeit: 15 Minuten | Portionen: 2

INGREDIENZIEN:

- 500 g grüner Spargel, Enden abgeschnitten
- 2 Esslöffel Olivenöl
- 50g gehackte Mandeln
- Saft einer halben Zitrone
- Speisesalz und Pfefferpulver nach Wunsch

VORBEREITUNG:

1. Legen Sie die Tortillas auf eine saubere Oberfläche.
2. Putenscheiben, Paprika, Zucchini und Karottenstreifen auf den Tortillas verteilen.
3. Griechischen Joghurt, Dijon-Senf, Speisesalz und Pfefferpulver zu einem Dressing vermischen.
4. Das Dressing über die Zutaten auf den Tortillas gießen.
5. Die Tortillas fest aufrollen, sodass Wraps entstehen.
6. Die Puten-Gemüse-Wraps in der Mitte halbieren und servieren.

Kalorien: 320| Protein: 25g | Kohlenhydrate: 25 g | Fett: 12g | Ballaststoffe: 7 g

34. Gegrillter Hühnersalat mit Gurke und Tomate

Zubereitungszeit: 15 Minuten | Grillzeit: 10 Minuten | Portionen: 2

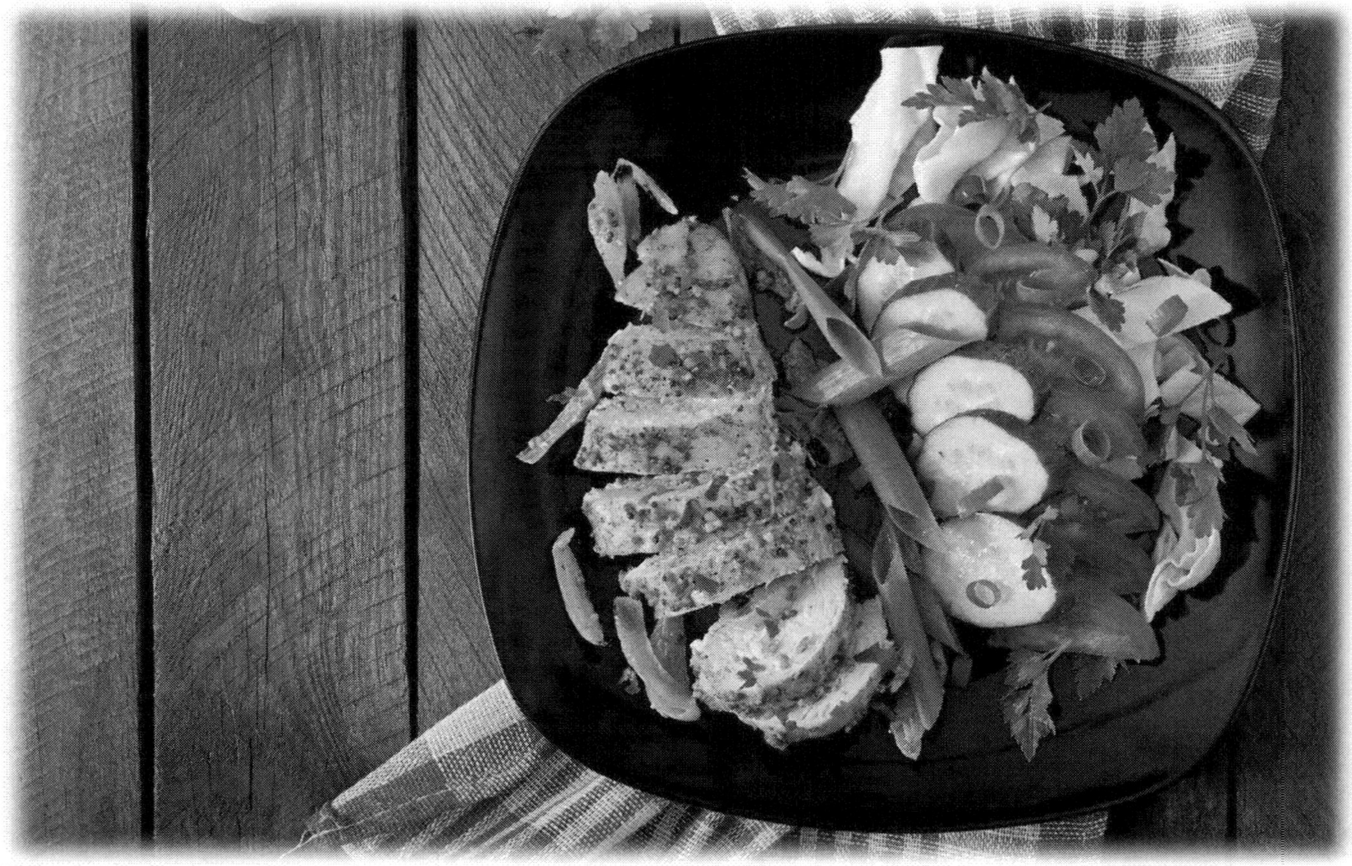

INGREDIENZIEN:

- 2 gegrillte Hähnchenbrustfilets
- 2 Handvoll gemischter grüner Salat
- 1 Gurke (in Scheiben geschnitten)
- 2 Tomaten (in Scheiben geschnitten)
- 2 EL Speiseöl
- Saft einer halben Zitrone
- Speisesalz und Pfefferpulver nach Wunsch

VORBEREITUNG:

1. Lassen Sie die gegrillten Hähnchenbrustfilets abkühlen und schneiden Sie sie dann in dünne Scheiben.
2. Den gemischten grünen Salat, die Gurken- und Tomatenscheiben auf einen Teller legen.
3. Für das Dressing Olivenöl, Salz, Zitronensaft und Pfeffer in einer kleinen Schüssel verrühren.
4. Mischen Sie, nachdem Sie das Dressing zum Salat gegeben haben. gründlich.
5. Die in Scheiben geschnittenen gegrillten Hähnchenbrustscheiben auf den Salat legen.
6. Den gegrillten Hähnchensalat sofort servieren.

Kalorien: 300| Protein: 30g | Kohlenhydrate: 10 g | Fett: 16g | Ballaststoffe: 6 g

35. Tomaten-Bohnen-Suppe

Zubereitungszeit: 10 Minuten | Kochzeit: 20 Minuten | Portionen: 4

INGREDIENZIEN:

- 2 Dosen gehackte Tomaten (400 g pro Dose)
- 1 Dose weiße Bohnen (gespült und abgetropft)
- 1 Zwiebel (gehackt)
- 2 Knoblauchzehen (gehackt)
- 2 EL Olivenöl
- 500 ml Gemüsebrühe
- 1 TL getrocknetes Basilikum
- 1 TL getrockneter Oregano
- Speisesalz und Pfefferpulver nach Wunsch
- Frischer Basilikum zum Garnieren

VORBEREITUNG:

1. Olivenöl, eine große Zwiebel und Knoblauch in einem Topf erhitzen, bis sie weich sind.
2. Gehackte Tomaten, Kidneybohnen, Gemüsebrühe, getrocknetes Basilikum und Oregano hinzufügen.
3. Nachdem die Flüssigkeit zum Kochen gebracht wurde, sollte die Hitze reduziert werden.
4. Die Suppe zugedeckt 15 bis 20 Minuten kochen lassen. Damit sich die Aromen vermischen können.
5. Mit Speisesalz und Pfefferpulver würzen.
6. Die Tomaten-Bohnen-Suppe in Schüsseln servieren und mit frischem Basilikum garnieren.

Kalorien: 180| Protein: 8g | Kohlenhydrate: 25 g | Fett: 6g | Ballaststoffe: 8 g

36. Bodenlose Quiche mit Spinat und Käse

Zubereitungszeit: 15 Minuten | Backzeit: 40 Minuten | Portionen: 4

INGREDIENZIEN:

- 200g frischer Spinat
- 1 Zwiebel (gehackt)
- 150 g geriebener Käse (z. B. Gouda oder Cheddar)
- 4 Eier
- 200 ml Milch
- Speisesalz und Pfefferpulver nach Wunsch

VORBEREITUNG:

1. Heize den Ofen auf 180°C vor. Den Spinat gründlich waschen und trocken tupfen.
2. In einer Pfanne mit heißem Olivenöl die gehackten Zwiebeln anbraten, bis sie weich sind.
3. Den Spinat dazugeben und kurz anbraten, bis er zusammenfällt.
4. Die Spinat-Zwiebel-Mischung in eine gebutterte Auflaufform geben und mit Käse belegen.
5. Eier, Milch, Speisesalz und Pfefferpulver in einer Schüssel vermischen.
6. Gießen Sie die Ei-Milch-Kombination über den Spinat und den Käse.
7. Backen Sie die Quiche etwa 40 Minuten lang oder bis sie goldbraun und fest ist.
8. Vor dem Servieren die Spinat-Käse-Quiche aus dem Ofen nehmen und etwas abkühlen lassen.

Kalorien: 220| Protein: 16g | Kohlenhydrate: 6 g | Fett: 15 g | Ballaststoffe: 3 g

37. Maissalat mit schwarzen Bohnen

Zubereitungszeit: 10 Minuten | Portionen: 4

INGREDIENZIEN:

- 1 Dose schwarze Bohnen (gespült und abgetropft)
- 1 Dose Mais (abgetropft)
- 1 rote Paprika (gewürfelt)
- 1 grüne Paprika (gewürfelt)
- 1/2 rote Zwiebel (gewürfelt)
- Saft einer Limette
- 2 EL Speiseöl
- 2 TL Kreuzkümmel
- Speisesalz und Pfefferpulver nach Wunsch
- Frischer Koriander zum Garnieren (optional)

VORBEREITUNG:

1. Schwarze Bohnen, Mais, rote und grüne Paprika sowie rote Zwiebeln in einer Schüssel vermischen.
2. Limettensaft, Olivenöl, Kreuzkümmel, Speisesalz und Pfefferpulver in einer kleinen Schüssel vermischen und zu einem würzigen Dressing verrühren.
3. Das Dressing über den Salat gießen und die Zutaten gründlich vermischen.
4. Lassen Sie den schwarzen Bohnen-Mais-Salat mindestens 30 Minuten im Kühlschrank ruhen, damit sich die Aromen vermischen.
5. Vor dem Servieren nach Belieben mit frischem Koriander garnieren.

Kalorien: 180| Protein: 8g | Kohlenhydrate: 30 g | Fett: 4g | Ballaststoffe: 7 g

38. Rucola-Salat mit geräuchertem Lachs

Zubereitungszeit: 10 Minuten | Portionen: 2

INGREDIENZIEN:

- 100 g Räucherlachs (in Streifen geschnitten)
- 2 Handvoll Rucola
- 1/2 Avocado (in Scheiben geschnitten)
- 1/2 Zitrone (Saft)
- 2 EL Olivenöl
- Speisesalz und Pfefferpulver nach Wunsch

VORBEREITUNG:

1. Den Rucola auf einen Teller oder in eine Schüssel geben.
2. Räucherlachsstreifen und Avocadoscheiben darauf anrichten.
3. In einer kleinen Schüssel Zitronensaft, Salz, Olivenöl und Pfeffer zu einem Dressing vermischen.
4. Das Dressing über den Salat gießen.
5. Den Räucherlachs-Rucola-Salat sofort servieren.

Kalorien: 250| Protein: 15g | Kohlenhydrate: 6 g | Fett: 20 g | Faser: 4 g

39. Vegetarischer Wrap mit Hummus und Gemüse

Zubereitungszeit: 10 Minuten | Portionen: 2

INGREDIENZIEN:

- 2 Vollkorn-Tortillas
- 4 Esslöffel Hummus
- 1/2 Avocado (in Scheiben geschnitten)
- 1/2 rote Paprika (in Streifen geschnitten)
- 1/2 gelbe Paprika (in Streifen geschnitten)
- 1/2 Karotte (in Streifen geschnitten)
- 2 Handvoll gemischter grüner Salat
- Speisesalz und Pfefferpulver nach Wunsch

VORBEREITUNG:

1. Legen Sie die Tortillas auf eine saubere Oberfläche.
2. Auf jede Tortilla 2 Esslöffel Hummus geben.
3. Avocadoscheiben, Paprika, Karottenstreifen und gemischten grünen Salat auf den Tortillas verteilen.
4. Mit Speisesalz und Pfefferpulver würzen.
5. Die Tortillas fest aufrollen, sodass Wraps entstehen.
6. Die vegetarischen Wraps halbieren und servieren.

Kalorien: 280| Protein: 8g | Kohlenhydrate: 35 g | Fett: 12g | Ballaststoffe: 10 g

40. Curry-Hühnersalat mit Nüssen und Rosinen

Zubereitungszeit: 15 Minuten | Portionen: 4

INGREDIENZIEN:

- 2 Hähnchenbrustfilets (gegart und gewürfelt)
- 1/2 Tasse griechischer Joghurt
- 2 EL Mayonnaise
- 2 TL Currypulver
- 1 TL Honig
- 1/4 Tasse gehackte Mandeln
- 1/4 Tasse Rosinen
- Speisesalz und Pfefferpulver nach Wunsch

VORBEREITUNG:

1. In einer großen Schüssel Mayonnaise, griechischen Joghurt, Currypulver, Honig, gehackte Mandeln und Rosinen vermischen.
2. Die gekochten und gewürfelten Hähnchenbrüste dazugeben und gut vermischen, bis sie gleichmäßig mit der Currymischung bedeckt sind.
3. Mit Speisesalz und Pfefferpulver würzen.
4. Lassen Sie den Curry-Hühnersalat mindestens 30 Minuten im Kühlschrank ruhen, damit sich die Aromen vermischen.
5. Servieren Sie den Curry-Hühnersalat vor dem Servieren auf Salatblättern oder als Füllung für Sandwiches oder Wraps.

Kalorien: 250| Protein: 25g | Kohlenhydrate: 10 g | Fett: 12g | Ballaststoffe: 2 g

41. Steak mit Pilzsoße

Zubereitungszeit: 10 Minuten | Kochzeit: 15 Minuten | Portionen: 2

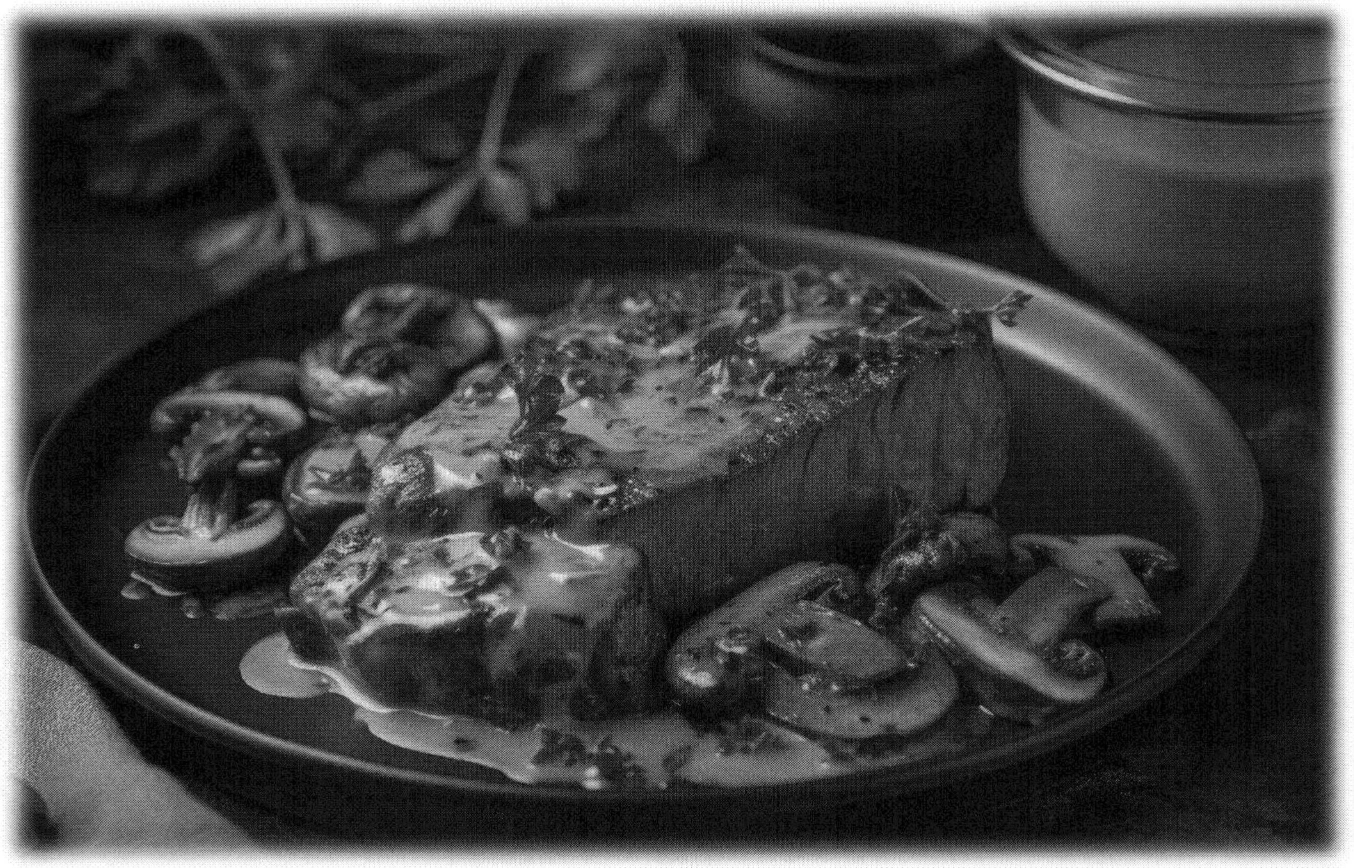

INGREDIENZIEN:

- 2 Steaks (z. B. Rinderfilet oder Ribeye)
- Salz und Pfeffer nach Geschmack
- 2 Esslöffel Butter
- 200 g Champignons, in Scheiben geschnitten
- 1 Zwiebel, gehackt
- 2 Knoblauchzehen, gehackt
- 200ml Sahne
- 1 Esslöffel gehackte Petersilie

VORBEREITUNG:

1. Die Steaks mit Speisesalz und Pfefferpulver würzen.
2. Die Butter in einem Topf schmelzen und die Steaks von beiden Seiten scharf anbraten, bis sie den gewünschten Gargrad erreicht haben.
3. Die Steaks aus der Pfanne nehmen und warm halten.
4. In derselben Pfanne Pilze, Zwiebeln und Knoblauch goldbraun anbraten.
5. Die Sahne in einen Topf geben und erhitzen, bis sie kocht. Reduzieren Sie die Hitze auf eine niedrige Stufe und lassen Sie die Sauce ca. 5 Minuten köcheln, bis sie die gewünschte Konsistenz erreicht hat.
6. Streuen Sie die fein gehackte Petersilie in die Sauce und beträufeln Sie die Steaks großzügig mit der würzigen Pilzsauce .

Kalorien: 380| Protein: 35g | Kohlenhydrate: 4 g | Fett: 25 g | Ballaststoffe: 3 g

42. Hähnchen mit Zitronensauce und gedünstetem Brokkoli

Zubereitungszeit: 10 Minuten | Kochzeit: 20 Minuten | Portionen: 2 Personen

INGREDIENZIEN:

- 2 Hähnchenbrustfilets
- Speisesalz und Pfefferpulver nach Wunsch
- Saft einer Zitrone
- 2 Esslöffel Olivenöl
- 1 Knoblauchzehe, gehackt
- 200 g Brokkoli, in Röschen geschnitten

VORBEREITUNG:

1. Die Hähnchenbrustfilets mit Speisesalz, Pfeffer und Zitronensaft würzen.
2. Das Olivenöl in einer Pfanne erhitzen und die gehackte Knoblauchzehe darin anbraten.
3. Die marinierten Hähnchenbrustfilets in die Pfanne geben und von beiden Seiten goldbraun braten.
4. Den Brokkoli in einem Dampfgarer oder Sieb über kochendem Wasser 5–7 Minuten dämpfen, bis er weich ist.
5. Das Hähnchen mit der Zitronensauce und gedünstetem Brokkoli servieren.

Kalorien: 280| Protein: 30g | Kohlenhydrate: 6 g | Fett: 15 g | Faser: 4g

43. Putenbällchen mit frittierten Zucchini

Zubereitungszeit: 15 Minuten | Kochzeit: 15 Minuten | Portionen: 4

INGREDIENZIEN:

- 500 g gehacktes Putenfleisch
- 1 Ei
- 1/4 Tasse Semmelbrösel
- 2 Knoblauchzehen, gehackt
- 1 Teelöffel Paprikapulver
- Speisesalz und Pfefferpulver nach Wunsch
- 2 Esslöffel Olivenöl
- 2 Zucchini, in Scheiben geschnitten
- 1 Zwiebel, gehackt
- 1 rote Paprika, in Streifen geschnitten
- 1 gelbe Paprika, in Streifen geschnitten schneiden

VORBEREITUNG:

1. In einer Schüssel den gehackten Truthahn, das Ei, die Semmelbrösel, den Knoblauch, das Paprikapulver, Salz und Pfeffer vermengen.
2. Mit den Händen kleine Kugeln formen und beiseite stellen.
3. Erhitzen Sie zunächst das Olivenöl in einer Bratpfanne oder Pfanne. Die Putenbällchen von allen Seiten goldbraun braten.
4. Die gebratenen Putenbällchen aus der Pfanne nehmen und warm halten.
5. In derselben Pfanne Zucchini, Zwiebel, rote und gelbe Paprika anbraten, bis sie weich und leicht gebräunt sind.
6. Geben Sie die gebratenen Putenbällchen wieder in die Pfanne und braten Sie sie weitere 2–3 Minuten lang an, um die Aromen zu vermischen.
7. Servieren Sie die Putenbällchen mit gebratenen Zucchini und garnieren Sie sie nach Belieben mit frischen Kräutern.

Kalorien: 220 kcal | Fett: 6g | Kohlenhydrate: 30 g | Protein: 9g | Ballaststoffe: 3 g

44. Schweinefilet mit Senfsauce

Zubereitungszeit: 10 Minuten | Kochzeit: 25 Minuten | Portionen: 2

INGREDIENZIEN:

- 2 Stücke Schweinefilet
- Salz und Pfeffer nach Geschmack
- 2 Esslöffel Olivenöl
- 2 Esslöffel Dijon-Senf
- 200ml Sahne
- 1 Esslöffel gehackte frische Kräuter (z. B. Petersilie oder Thymian)

VORBEREITUNG:

1. Die Schweinefiletstücke mit Speisesalz und Pfefferpulver würzen.
2. Das Olivenöl in einer Pfanne erhitzen und die Schweinefilets darin von allen Seiten goldbraun anbraten.
3. Reduzieren Sie die Hitze und braten Sie das Schweinefilet weiter an, bis es weich ist (die genaue Garzeit hängt von der Dicke der Filets ab).
4. Die Schweinefilets aus der Pfanne nehmen und warm halten.
5. Den Dijon-Senf in die Pfanne geben und kurz erhitzen.
6. Die Sahne hinzufügen und zum Kochen bringen. Die Hitze reduzieren und die Soße unter Rühren andicken lassen.
7. Die gehackten Kräuter unterrühren und die Senfsauce über die Schweinefilets gießen.

Kalorien: 420 | Protein: 30g | Kohlenhydrate: 6 g | Fett: 32g | Ballaststoffe: 0 g

45. Gegrilltes Hähnchen mit Rucolasalat und Kirschtomaten

Zubereitungszeit: 10 Minuten | Grillzeit: 15 Minuten | Portionen: 2

INGREDIENZIEN:

- 2 Hähnchenbrustfilets
- Speisesalz und Pfefferpulver nach Wunsch
- 2 Esslöffel Olivenöl
- 2 Tassen Rucola
- 1 Tasse Kirschtomaten, halbiert
- 1 Esslöffel Balsamico-Essig
- 1 Esslöffel Olivenöl

VORBEREITUNG:

1. Die Hähnchenbrustfilets mit Salz, Pfeffer und Olivenöl marinieren.
2. Den Grill vorheizen und die marinierten Hähnchenbrüste grillen, bis sie gar sind.
3. Während das Hähnchen grillt, Rucola und Kirschtomaten in einer Schüssel vermengen.
4. Mit Balsamico-Essig und Olivenöl gut vermischen und über den Rucola-Salat und die Kirschtomaten gießen.
5. Das gegrillte Hähnchen auf einem Teller anrichten und mit Rucola und Kirschtomaten servieren.

Kalorien: 320| Protein: 28g | Kohlenhydrate: 6 g | Fett: 20 g | Ballaststoffe: 2 g

46. Hühnercurry mit Gemüse

Zubereitungszeit: 15 Minuten | Kochzeit: 30 Minuten | Portionen: 4

INGREDIENZIEN:

- 500 g Hähnchenbrust, in Streifen geschnitten
- 1 Zwiebel, gehackt
- 2 Knoblauchzehen, gehackt
- 1 rote Paprika, in Streifen geschnitten
- 1 gelbe Paprika, in Streifen geschnitten
- 1 Zucchini, in Scheiben geschnitten
- 400 ml Kokosmilch
- 2 Esslöffel Currypulver
- 1 Teelöffel Kurkuma
- Speisesalz und Pfefferpulver nach Wunsch
- 2 Esslöffel Olivenöl
- Frischer Koriander zum Garnieren

VORBEREITUNG:

1. Das Olivenöl in einer Pfanne erhitzen und die Zwiebel darin anbraten, bis sie weich und glasig ist.
2. Den Knoblauch dazugeben und kurz anbraten.
3. Die Hähnchenbruststreifen dazugeben und anbraten, bis sie leicht gebräunt sind.
4. Paprikastreifen und Zucchinischeiben dazugeben und einige Minuten anbraten, bis sie leicht zart sind.
5. Das Currypulver und die Kurkuma über das Gemüse und das Hähnchen streuen und gut vermischen.
6. Die Kokosmilch hinzufügen und gut umrühren. Mit Salz und Pfeffer würzen.
7. Das Curry bei mittlerer bis hoher Hitze köcheln lassen, bis das Huhn zart und das Gemüse zart ist.
8. Das Hühnercurry mit frischem Koriander garnieren und servieren.

Kalorien: 350| Protein: 30g | Kohlenhydrate: 10 g | Fett: 22g | Faser: 4g

47. Rinderfilet mit grüner Pfeffersauce

Zubereitungszeit: 10 Minuten | Kochzeit: 20 Minuten | Portionen: 2

INGREDIENZIEN:

- 2 Rinderfiletsteaks
- Salz und Pfeffer nach Geschmack
- 1 Esslöffel Butter
- 1 Schalotte, fein gehackt
- 1 Knoblauchzehe, gehackt
- 200 ml Rinderbrühe
- 100 ml Sahne
- 2 Esslöffel grüne Pfefferkörner in Salzlake, abgetropft

VORBEREITUNG:

1. Die Rinderfiletsteaks mit Speisesalz und Pfefferpulver würzen.
2. Erhitzen Sie die Butter in einer Pfanne und braten Sie die Steaks darin von beiden Seiten an, bis sie den gewünschten Gargrad erreicht haben.
3. Die Steaks aus der Pfanne nehmen und warm halten.
4. Die gehackte Schalotte und den Knoblauch in derselben Pfanne anbraten, bis sie weich sind.
5. Die Rinderbrühe hinzufügen und zum Kochen bringen. Die Hitze reduzieren und die Soße etwa 5 Minuten köcheln lassen.
6. Sahne und grüne Pfefferkörner dazugeben und weitere 2-3 Minuten köcheln lassen.
7. Die grüne Pfeffersauce über die Rinderfiletsteaks gießen und servieren.

Kalorien: 450| Protein: 40g | Kohlenhydrate: 2 g | Fett: 30 g | Ballaststoffe: 1g

48. Zitronen-Hähnchenbällchen

Zubereitungszeit: 15 Minuten | Kochzeit: 20 Minuten | Portionen: 4

INGREDIENZIEN:

- 500 g gehacktes Hähnchen
- 1 Zitrone, Saft und Schale
- 1 Ei
- 1/4 Tasse Semmelbrösel
- 2 Knoblauchzehen, gehackt
- 1 Teelöffel Paprika
- Speisesalz und Pfefferpulver nach Wunsch
- 2 Esslöffel Olivenöl

VORBEREITUNG:

1. In einer Schüssel das gehackte Hähnchen, Zitronensaft, Zitronenschale, Ei, Semmelbrösel, gehackten Knoblauch, Paprika, Speisesalz und Pfefferpulver vermischen. Gut vermischen, bis alle Zutaten gut vermischt sind.
2. Aus der Mischung kleine Kugeln formen und zu Hähnchenbällchen flach drücken.
3. Das Olivenöl in einer Pfanne erhitzen und die Hähnchenbällchen darin von beiden Seiten goldbraun braten.
4. Die Hähnchenbällchen aus der Pfanne nehmen und auf Küchenpapier abtropfen lassen.
5. Die Zitronen-Hähnchenbällchen warm servieren.

Kalorien: 250| Protein: 25g | Kohlenhydrate: 6 g | Fett: 14g | Ballaststoffe: 1g

49. Gegrilltes Schweinefleisch mit Senf-Honig-Sauce

Zubereitungszeit: 10 Minuten | Kochzeit: 15 Minuten | Portionen: 2

INGREDIENZIEN:

- 2 Schweinekoteletts
- Salz und Pfeffer nach Geschmack
- 2 Esslöffel Senf
- 1 Esslöffel Honig
- 1 Esslöffel Olivenöl
- 1 Knoblauchzehe, gehackt
- Frische Petersilie zum Garnieren

VORBEREITUNG:

1. Die Schweinekoteletts mit Speisesalz und Pfefferpulver würzen.
2. Für die Soße Senf, Honig, Olivenöl und gehackten Knoblauch in einer Schüssel vermischen.
3. Die Schweinekoteletts mit der Senf-Honig-Sauce bestreichen und etwa 10 Minuten marinieren lassen.
4. Heizen Sie den Grill vor und grillen Sie die Schweinekoteletts auf beiden Seiten, bis sie schöne Grillspuren aufweisen und innen durchgegart sind.
5. Die gegrillten Schweinekoteletts mit frischer Petersilie garnieren und servieren.

Kalorien: 350| Protein: 30g | Kohlenhydrate: 8 g | Fett: 20 g | Ballaststoffe: 2 g

50. Pizzahähnchen mit Mozzarella und Tomate

Zubereitungszeit: 15 Minuten | Kochzeit: 25 Minuten | Portionen: 4

INGREDIENZIEN:

- 4 Hähnchenbrustfilets
- 1 Teelöffel getrocknete italienische Kräuter
- Speisesalz und Pfefferpulver nach Wunsch
- 1/2 Tasse Pizzasauce
- 1 Tasse geriebener Mozzarella-Käse
- 1 Tomate, in Scheiben geschnitten
- Frischer Basilikum zum Garnieren

VORBEREITUNG:

1. Den Backofen auf 200°C vorheizen.
2. Die Hähnchenbrustfilets mit den getrockneten Kräutern, Speisesalz und Pfefferpulver würzen.
3. Eine Auflaufform mit etwas Pizzasauce auslegen und die gewürzten Hähnchenbrustfilets darauf legen.
4. Die restliche Pizzasauce über die Hähnchenbrüste gießen und gleichmäßig verteilen.
5. Den geriebenen Mozzarella-Käse über die Hähnchenbrüste streuen und die Tomatenscheiben darauf legen.
6. Stellen Sie die Auflaufform in den Ofen und backen Sie sie etwa 20 bis 25 Minuten lang, bis der Käse geschmolzen und goldbraun ist und das Hähnchen durchgegart ist.
7. Das Pizzahähnchen mit frischem Basilikum belegen und servieren.

Kalorien: 280| Protein: 35g | Kohlenhydrate: 4 g | Fett: 12g | Ballaststoffe: 1g

51. Rindergulasch mit Pilzen und Karotten

Zubereitungszeit: 15 Minuten | Kochzeit: 2 Stunden | Portionen: 6

INGREDIENZIEN:

- 1 kg Rindergulasch, in Würfel schneiden
- 2 Zwiebeln, gehackt
- 3 Knoblauchzehen, gehackt
- 250 g Champignons, in Scheiben geschnitten
- 3 Karotten, in Scheiben geschnitten
- 2 Esslöffel Tomatenmark
- 2 Tassen Rinderbrühe
- 1 Teelöffel Paprika
- Salz und Pfeffer nach Geschmack
- 2 Esslöffel Öl zum Braten
- Frische Petersilie zum Garnieren

VORBEREITUNG:

1. 1. Das Öl in einem großen Topf erhitzen und die Zwiebeln darin anbraten. Den Knoblauch dazugeben und kurz anbraten.
2. 2. Die Rindergulaschwürfel in den Topf geben und von allen Seiten anbraten.
3. 3. Mit Karotten, Pilzen, Tomatenmark, Paprika, Salz und Pfeffer gut vermischen.
4. 4. Die Rinderbrühe in den Topf geben, abdecken und bei schwacher Hitze ca. 2 Stunden köcheln lassen, bis das Fleisch zart ist.
5. Das Rindergulasch mit frischer Petersilie garnieren und heiß servieren.

Kalorien: 380| Protein: 40g | Kohlenhydrate: 10 g | Fett: 18g | Ballaststoffe: 3 g

52. Mit Käse und Spinat gefüllte Schweinekoteletts

Zubereitungszeit: 15 Minuten | Kochzeit: 20 Minuten | Portionen: 4

INGREDIENZIEN:

- 4 Schweinekoteletts
- 100 Gramm Frischkäse
- 50 g geriebener Parmesankäse
- 100 g frischer Spinat, gehackt
- 2 Knoblauchzehen, gehackt
- Speisesalz und Pfefferpulver nach Wunsch
- 2 Esslöffel Olivenöl

VORBEREITUNG:

1. Die Schweinekoteletts der Länge nach einschneiden, sodass eine Tasche für die Füllung entsteht.
2. Sahne, Parmesan, gehackten Spinat und Knoblauch in einer Schüssel vermischen. Mit Speisesalz und Pfefferpulver würzen.
3. Die Käse-Spinat-Füllung gleichmäßig auf die Taschen der Schweinekoteletts verteilen.
4. Erhitzen Sie das Olivenöl in einer Pfanne und braten Sie die gefüllten Schweinekoteletts darin von beiden Seiten an, bis sie goldbraun und gar sind.
5. Nehmen Sie die Schweinekoteletts aus der Pfanne und lassen Sie sie vor dem Servieren einige Minuten ruhen.
6. Servieren Sie die gefüllten Schweinekoteletts mit Beilagen Ihrer Wahl.

Kalorien: 350| Protein: 30g | Kohlenhydrate: 4 g | Fett: 24 g | Ballaststoffe: 1g

53. Rindersteak mit Tomaten-Basilikum-Sauce

Zubereitungszeit: 10 Minuten | Kochzeit: 15 Minuten | Portionen: 2

INGREDIENZIEN:

- 2 Rindersteaks
- Speisesalz und Pfefferpulver nach Wunsch
- 1 Esslöffel Olivenöl
- 2 Tomaten, gewürfelt
- 1 Knoblauchzehe, gehackt
- 1/4 Tasse frische Basilikumblätter, gehackt
- 1 Esslöffel Balsamico-Essig
- 1 Esslöffel Butter

VORBEREITUNG:

1. Die Rindersteaks mit Speisesalz und Pfefferpulver würzen.
2. Erhitzen Sie das Olivenöl in einer Pfanne und braten Sie die Steaks von beiden Seiten an, bis sie die gewünschte Garstufe erreicht haben. Die Garzeit hängt von der Dicke der Steaks und davon ab, wie durchgebraten sie sein sollen. Die Steaks aus der Pfanne nehmen und warm halten.
3. In dieselbe Pfanne die gewürfelten Tomaten, den Knoblauch und das gehackte Basilikum geben. Bei mittlerer Hitze einige Minuten köcheln lassen, bis die Tomaten weich sind.
4. Den Balsamico-Essig und die Butter zur Tomatenmischung geben und gut verrühren, bis die Sauce leicht eindickt.
5. Die Tomaten-Basilikum-Sauce über die Rindersteaks gießen und servieren.

Kalorien: 400| Protein: 40g | Kohlenhydrate: 4 g | Fett: 25 g | Ballaststoffe: 1g

54. Rosmarinhähnchen mit Ofenkartoffeln

15 Minuten | Kochzeit: 45 Minuten | Portionen: 4

INGREDIENZIEN:

- 4 Hähnchenbrustfilets
- 4 Zweige frischer Rosmarin
- 4 Knoblauchzehen, gehackt
- 4 mittelgroße Kartoffeln, gewaschen und in Spalten geschnitten
- 2 Esslöffel Olivenöl
- Speisesalz und Pfefferpulver nach Wunsch

VORBEREITUNG:

1. Den Backofen auf 200°C vorheizen.
2. Die Hähnchenbrustfilets mit Speisesalz und Pfefferpulver würzen. Auf jedes Filet einen Zweig Rosmarin legen und mit Küchengarn zusammenbinden.
3. Die Kartoffelspalten in eine Auflaufform geben und mit Olivenöl, gehacktem Knoblauch, Salz und Pfeffer vermischen.
4. Die vorbereiteten Hähnchenbrustfilets auf die Kartoffeln legen.
5. Die Auflaufform in den vorgeheizten Ofen stellen und ca. 45 Minuten backen, bis das Hähnchen zart und die Kartoffeln knusprig sind.
6. Servieren Sie das Rosmarinhähnchen heiß mit Ofenkartoffeln.

Kalorien: 380| Protein: 30g | Kohlenhydrate: 30 g | Fett: 12g | Faser: 4g

55. Putengulasch mit Gemüse der Saison

Zubereitungszeit: 10 Minuten | Kochzeit: 30 Minuten | Portionen: 4

INGREDIENZIEN:

- 500 g Putenbrust, in Stücke geschnitten
- 1 Zwiebel, gehackt
- 2 Knoblauchzehen, gehackt
- 2 Karotten, geschält und in Scheiben geschnitten
- 2 Paprika, in Streifen geschnitten
- 200 g Champignons, geviertelt
- 400 ml Gemüsebrühe
- 2 Esslöffel Olivenöl
- 1 Teelöffel Paprikapulver
- Speisesalz und Pfefferpulver nach Wunsch

VORBEREITUNG:

1. Das Olivenöl in einem großen Topf erhitzen und die Zwiebel und den Knoblauch darin anbraten, bis sie weich sind.
2. Die Putenbruststücke dazugeben und von allen Seiten anbraten, bis sie leicht gebräunt sind.
3. Das Paprikapulver hinzufügen und kurz anrösten, um das Aroma freizusetzen.
4. Karotten, Paprika und Pilze in den Topf geben und einige Minuten anbraten.
5. Die Gemüsebrühe einrühren und die Mischung erhitzen, bis sie kocht. Anschließend die Temperatur senken, den Topf abdecken und das Gulasch köcheln lassen. Kochen Sie das Fleisch und das Gemüse weiter, bis sie eine zarte Konsistenz haben und durchgegart sind. Dies dauert in der Regel etwa 30 Minuten.
6. Das Putengulasch heiß mit Saisongemüse servieren.

Kalorien: 280| Protein: 30g | Kohlenhydrate: 12 g | Fett: 10g | Faser: 4g

56. Gegrillte Schweinerippchen mit Gewürzeinreibung

Zubereitungszeit: 15 Minuten | Grillzeit: 1 Stunde 30 Minuten | Portionen: 4

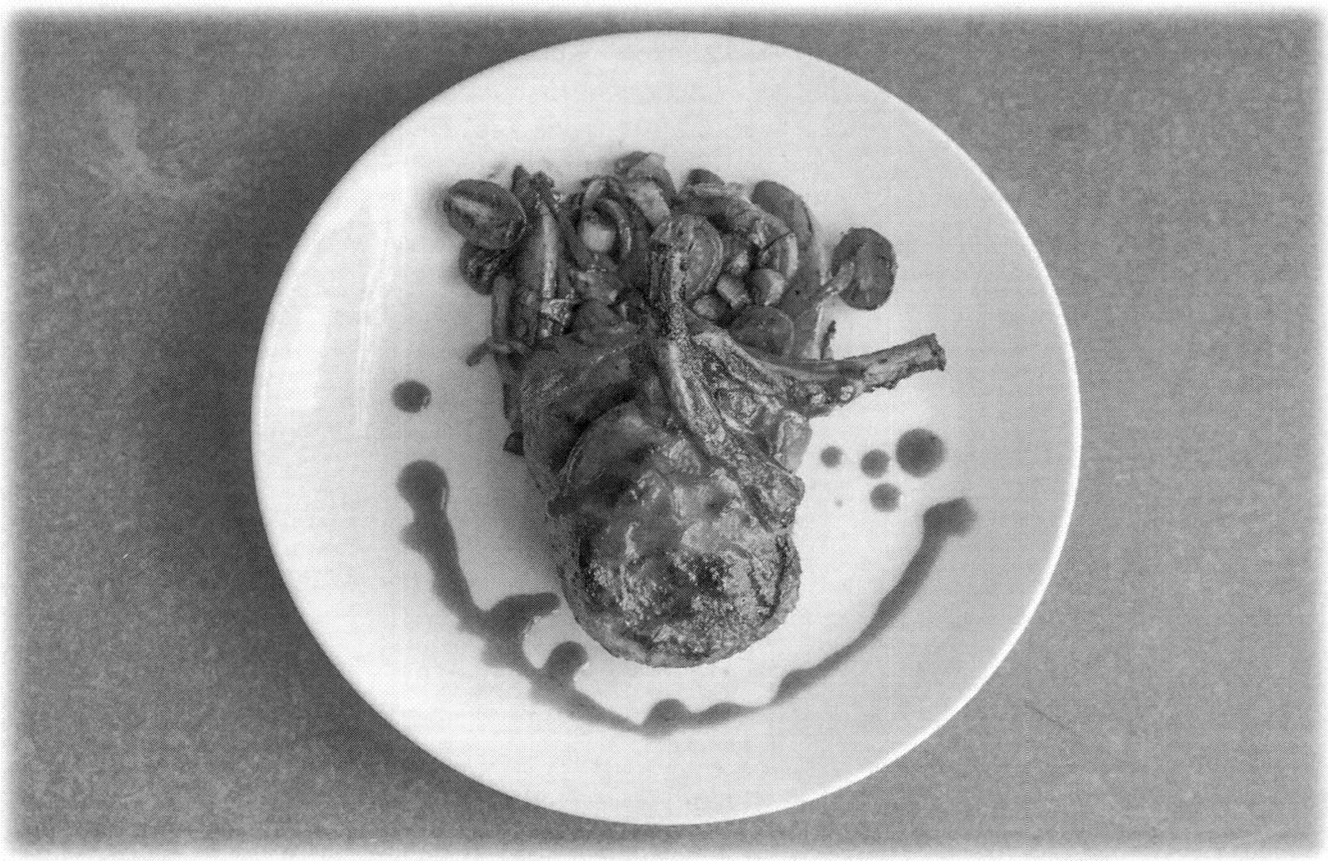

INGREDIENZIEN:

- 2 kg Schweinerippchen
- 2 Esslöffel brauner Zucker
- 2 Esslöffel Paprika
- 1 Esslöffel Kreuzkümmel
- 1 Esslöffel Knoblauchpulver
- 1 Esslöffel Zwiebelpulver
- 1 Teelöffel Cayennepfeffer
- 1 Teelöffel Salz
- 1 Teelöffel schwarzer Pfeffer
- BBQ-Sauce nach Wahl

VORBEREITUNG:

1. Den Grill auf mittlere Hitze vorheizen. Schweinerippchen abspülen und trocken tupfen.
2. Gewürze wie braunen Zucker, Paprika, Kreuzkümmel, Knoblauchpulver, Zwiebelpulver, Cayennepfeffer, Salz und schwarzen Pfeffer untermischen.
3. Die Gewürzmischung gleichmäßig auf beiden Seiten der Schweinerippchen verteilen.
4. Die Rippchen auf den Grill legen und etwa 1 Stunde grillen, dabei gelegentlich wenden.
5. Nach einer Stunde BBQ-Sauce über die Rippchen träufeln und weitere 30 Minuten grillen, bis sie zart und gebräunt sind.
6. Nehmen Sie die Rippchen vom Grill und lassen Sie sie einen Moment ruhen.
7. Vor dem Servieren in einzelne Rippen schneiden und mit BBQ-Sauce servieren.

Kalorien: 450 kcal | Kohlenhydrate: 12 g | Fett: 30 g | Protein: 35g | Ballaststoffe: 3 g

57. Rinderfleischbällchen mit würziger Tomatensauce

Zubereitungszeit: 20 Minuten | Kochzeit: 25 Minuten | Portionen: 4

INGREDIENZIEN:

- 500 Gramm Hackfleisch
- 1 Zwiebel, fein gehackt
- 2 Knoblauchzehen, gehackt
- 1 Ei
- 3 Esslöffel Semmelbrösel
- 1 Teelöffel Paprikapulver
- 1 Teelöffel Chilipulver
- Salz und Pfeffer nach Geschmack
- 400 ml Tomatenpassata
- 1 Teelöffel Zucker
- 1 Teelöffel Olivenöl
- Frische Petersilie zum Garnieren

VORBEREITUNG:

1. Hackfleisch, gehackte Zwiebeln, Knoblauch, Ei, Semmelbrösel, Paprika, Chilipulver, Speisesalz und Pfefferpulver in einer Schüssel vermischen.
2. Aus der Hackfleischmischung kleine Kugeln formen.
3. Das Olivenöl in einer Pfanne erhitzen und die Rinderfrikadellen darin von allen Seiten anbraten.
4. Tomatenpassata, Zucker und etwas Salz in die Pfanne geben und etwa 15–20 Minuten köcheln lassen, bis die Kugeln weich sind und die Soße eingedickt ist.
5. Servieren Sie die Rindfleischbällchen mit einer würzigen Tomatensauce und garnieren Sie sie mit frischer Petersilie.

Kalorien: 320| Protein: 25g | Kohlenhydrate: 10 g | Fett: 20 g | Ballaststoffe: 2 g

58. Zitronen-Petersilien-Hähnchen mit gerösteten Zucchini

Zubereitungszeit: 15 Minuten | Kochzeit: 20 Minuten | Portionen: 4

INGREDIENZIEN:

- 4 Hähnchenbrustfilets
- Saft und abgeriebene Schale von 2 Zitronen
- 3 Knoblauchzehen, gehackt
- 2 Esslöffel frische Petersilie, gehackt
- 2 Esslöffel Olivenöl
- Speisesalz und Pfefferpulver nach Wunsch
- 2 Zucchini, in Scheiben geschnitten
- 1 Esslöffel Butter

VORBEREITUNG:

1. Zitronensaft, abgeriebene Zitronenschale und gehackte Oliven vermischen. Eine Schüssel enthält Öl, gehackten Knoblauch, Salz und Pfeffer.
2. Hähnchenbrustfilets sollten der Marinade hinzugefügt werden. und mindestens 10 Minuten marinieren lassen. Den Speck in einer Pfanne bei mittlerer bis hoher Hitze anbraten. Marinierte Hähnchenbrustfilets goldbraun braten, etwa 6–8 Minuten pro Seite. Filets aus der Pfanne nehmen und beiseite stellen.
3. Butter erhitzen und Zucchinischeiben in derselben Pfanne anbraten, bis sie weich und leicht gebräunt sind.
4. Die gebratenen Zucchinischeiben mit Speisesalz und Pfefferpulver würzen.
5. Die gebratenen Hähnchenbrustfilets auf Tellern anrichten und mit den gebratenen Zucchinischeiben servieren.

Kalorien: 320 kcal | Kohlenhydrate: 8 g | Fett: 15 g | Protein: 38g | Faser: 4g

59. Kalbsschnitzel mit Weißweinsauce

Zubereitungszeit: 15 Minuten | Kochzeit: 20 Minuten | Portionen: 4

INGREDIENZIEN:

- 4 Kalbsschnitzel
- 2 Esslöffel Mehl
- Speisesalz und Pfefferpulver nach Wunsch
- 2 Esslöffel Olivenöl
- 1 Zwiebel, fein gehackt
- 250 ml trockener Weißwein
- 200ml Sahne
- 2 Esslöffel frische Petersilie, gehackt

VORBEREITUNG:

1. Das Kalbsschnitzel salzen, pfeffern und leicht mit Mehl bestäuben.
2. Die Schnitzel in einer Pfanne goldbraun braten, etwa 3-4 Minuten pro Seite. Schnitzel aus der Pfanne nehmen und beiseite stellen.
3. Die Zwiebel hacken und in derselben Pfanne glasig braten.
4. Den trockenen Weißwein zur Zwiebel geben und erhitzen, bis der Wein durchgewärmt ist.
5. Die Sahne zur Soße geben, köcheln lassen, bis sie eindickt, die gehackte Petersilie unterrühren und mit Speisesalz und Pfefferpulver abschmecken.

Kalorien: 450 kcal | Kohlenhydrate: 8 g | Fett: 25 g | Protein: 40g | Ballaststoffe: 2 g

60. Gegrillte Hähnchenspieße mit gemischtem Gemüse

Zubereitungszeit: 20 Minuten | Grillzeit: 15 Minuten | Portionen: 4

INGREDIENZIEN:

- 500 g Hähnchenbrust, in Würfel geschnitten
- 2 Paprika, in Stücke geschnitten
- 1 Zucchini, in Scheiben geschnitten
- 1 rote Zwiebel, in Spalten geschnitten
- 8 Champignons, halbiert
- 2 Esslöffel Olivenöl
- 2 Knoblauchzehen, gehackt
- Saft einer Zitrone
- Speisesalz und Pfefferpulver nach Wunsch
- 1 Teelöffel Paprikapulver
- 1 Teelöffel getrocknete Kräuter (z. B. Oregano, Thymian)
- Holzspieße, eingeweicht

VORBEREITUNG:

1. Hähnchen mit Olivenöl, Knoblauch, Zitronensaft, Salz, Pfeffer, Paprika und getrockneten Kräutern marinieren.
2. Hähnchen abdecken und mindestens 1 Stunde oder über Nacht im Kühlschrank marinieren lassen.
3. Hähnchen und Gemüse abwechselnd auf Holzspieße stecken.
4. Den Grill vorheizen und Hähnchenspieße mit gemischtem Gemüse grillen, dabei gelegentlich wenden, bis das Hähnchen gar ist und das Gemüse gebräunt ist (ca. 10–15 Minuten).
5. Gegrillte Hähnchenspieße mit gemischtem Gemüse auf einer Platte anrichten und heiß servieren.

Kalorien: 300 kcal | Kohlenhydrate: 10 g | Fett: 12g | Protein: 35g | Ballaststoffe: 6 g

61. Gegrillter Lachs mit Spargel

Zubereitungszeit: 10 Minuten | Kochzeit: 15 Minuten | Portionen: 4

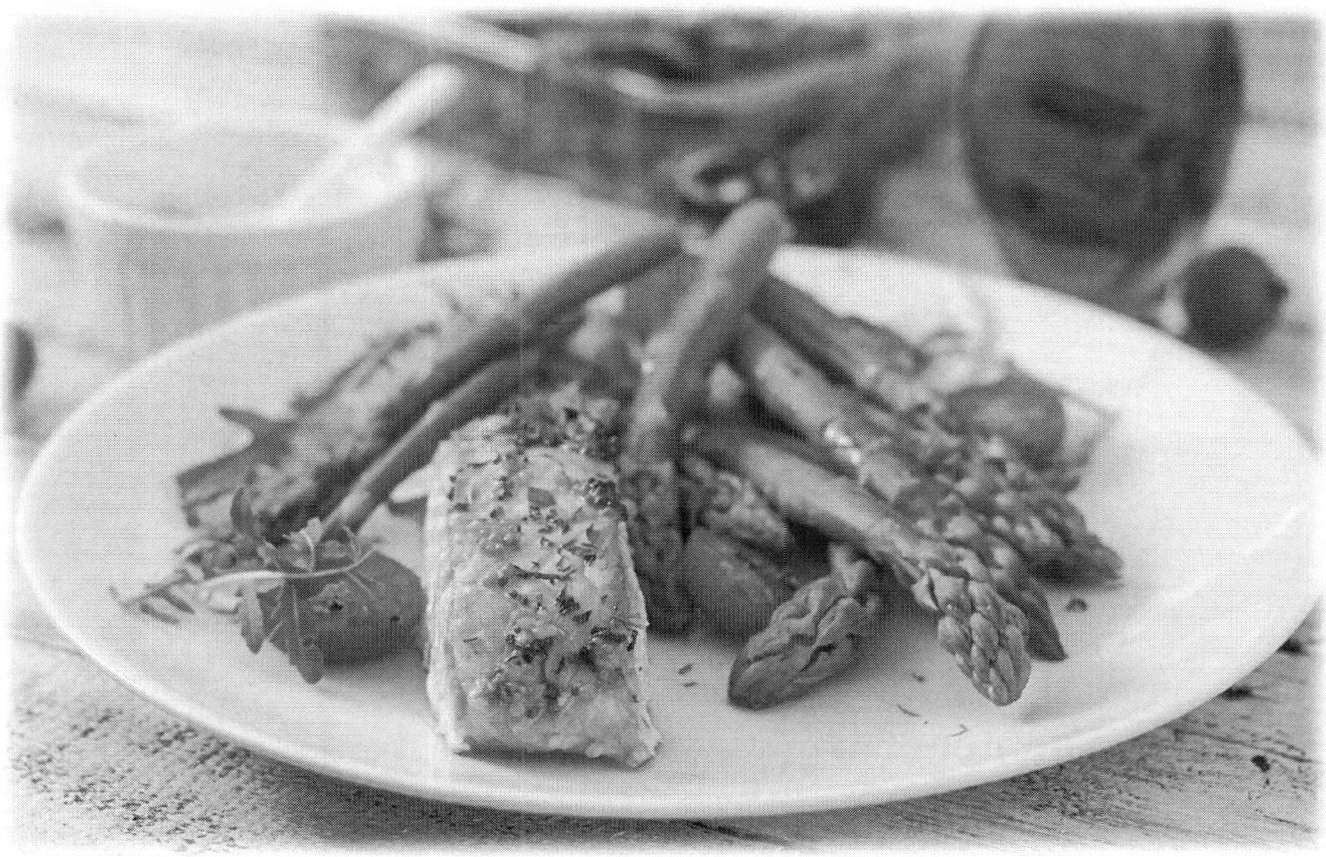

INGREDIENZIEN:

- 4 Lachsfilets
- 500 g grüner Spargel
- 2 EL Olivenöl
- Speisesalz und Pfefferpulver nach Wunsch
- Zitronenscheiben zum Servieren

VORBEREITUNG:

1. Heizen Sie den Grill vor.
2. Den Spargel waschen und die holzigen Enden abschneiden.
3. Die Lachsfilets salzen und pfeffern.
4. Spargel und Lachsfilets mit Olivenöl beträufeln.
5. Den Spargel auf den Grill legen und etwa 8-10 Minuten grillen, dabei gelegentlich wenden.
6. Legen Sie die Lachsfilets auf den Grill und grillen Sie sie etwa 4–5 Minuten pro Seite, bis sie gar sind.
7. Den gegrillten Lachs und den Spargel auf einem Teller anrichten und mit Zitronenspalten garnieren.
8. Sofort servieren und genießen.

Kalorien: 350| Kohlenhydrate: 6 g | Fett: 20 g | Protein: 35g | Faser: 4g

62. Gegrillter Thunfisch mit Avocadosauce

Zubereitungszeit: 15 Minuten | Kochzeit: 6-8 Minuten | Portionen: 2

INGREDIENZIEN:

- 2 Thunfischsteaks (ca. 200 g)
- 1 reife Avocado
- 1 Limette
- 2 Knoblauchzehen
- 2 EL Speiseöl
- Speisesalz und Pfefferpulver nach Wunsch

VORBEREITUNG:

1. Den Thunfisch abspülen und trocken tupfen; Mit Speisesalz und Pfefferpulver würzen.
2. Entfernen Sie den Kern von der Avocado und löffeln Sie das Fruchtfleisch heraus, nachdem Sie es halbiert haben. Mit einem Löffel – in eine Schüssel geben und mit einer Gabel zerdrücken.
3. Nach dem Auspressen sollte Limettensaft hinzugefügt werden. Es zur Avocado. Knoblauch sollte geschält und fein gehackt werden. Splitter Die Avocado zusammen mit dem Olivenöl dazugeben und gut vermischen.
4. Heizen Sie den Grill vor und grillen Sie die Thunfischsteaks etwa 2–3 Minuten auf jeder Seite, bis sie leicht gebräunt sind.
5. Den gegrillten Thunfisch mit der Avocadosauce servieren.

Kalorien: 320| Kohlenhydrate: 7 g | Fett: 20 g | Protein: 30g | Ballaststoffe: 9 g

63. Mit gemischtem Gemüse auf Backpapier legen

Zubereitungszeit: 15 Minuten | Kochzeit: 20 Minuten | Portionen: 2

INGREDIENZIEN:

- 2 Schollenfilets
- 1 Zucchini
- 1 gelbe Paprika
- 1 rote Paprika
- 1 Karotte
- 1 Zwiebel
- 2 Knoblauchzehen
- 2 EL Speiseöl
- Speisesalz und Pfefferpulver nach Wunsch
- Frische Kräuter zum Garnieren (z. B. Petersilie, Dill)

VORBEREITUNG:

1. Den Backofen auf 200°C vorheizen.
2. Gemüse sollte gewaschen und dann in dünne Scheiben geschnitten werden. Zwiebel und Knoblauch fein hacken.
3. Bereiten Sie zwei große Stücke Pergamentpapier vor. Geben Sie auf jedes Stück Backpapier Olivenöl und verteilen Sie das Gemüse darauf.
4. Die Schollenfilets auf das Gemüse legen und mit Speisesalz und Pfefferpulver würzen.
5. Verschließen Sie das Pergamentpapier in Päckchen, indem Sie die Kanten einrollen, um eine luftdichte Versiegelung zu erzielen.
6. Ordnen Sie die Päckchen auf einem Backblech an und backen Sie sie etwa 20 Minuten lang im Ofen, bis der Fisch gar ist und das Gemüse zart ist.
7. Die Packung vorsichtig öffnen und die Schollenfilets mit dem gemischten Gemüse auf Tellern anrichten. Mit frischen Kräutern garnieren.

Kalorien: 280| Kohlenhydrate: 12 g | Fett: 10g | Protein: 35g | Ballaststoffe: 7 g

64. Geschwenkte Garnelen mit Spinat

Zubereitungszeit: 10 Minuten | Kochzeit: 10 Minuten | Portionen: 4

INGREDIENZIEN:

- 500 g Garnelen, geschält und entdarmt
- 200g frischer Spinat
- 2 Knoblauchzehen, gehackt
- 2 EL Olivenöl
- Saft einer Zitrone
- Speisesalz und Pfefferpulver nach Wunsch
- Chiliflocken nach Geschmack (optional)

VORBEREITUNG:

1. Den Spinat gründlich waschen und trockenschleudern.
2. Olivenöl und Butter sollten in einer großen Pfanne erhitzt werden. Den gehackten Knoblauch anbraten, bis er duftet.
3. Die Garnelen dazugeben und bei mittlerer bis hoher Hitze kochen.
4. 3-4 Minuten, oder bis es rosa und durchgegart ist.
5. Den Spinat zu den Garnelen in die Pfanne geben und unter Rühren zusammenfallen lassen.
6. Den Zitronensaft darüberpressen und mit Speisesalz und Pfefferpulver und Chiliflocken würzen.
7. Die gemischten Garnelen mit dem Spinat auf Tellern anrichten und servieren.

Kalorien: 180| Kohlenhydrate: 2 g | Fett: 8g | Protein: 24g | Ballaststoffe: 3 g

65. Fischsuppe mit Leinsamen-Crostini

Zubereitungszeit: 15 Minuten | Kochzeit: 30 Minuten | Portionen: 6

INGREDIENZIEN:

- 500 g gemischter Fisch (z. B. Kabeljau, Lachs, Scholle), in Würfel geschnitten
- 1 Zwiebel, gehackt
- 2 Knoblauchzehen, gehackt
- 2 Karotten, gewürfelt
- 2 Stangen Sellerie, gewürfelt
- 1 Dose gehackte Tomaten (400 g)
- 1 Liter Fischfond
- 1 EL Olivenöl
- 2 EL frische Petersilie, gehackt
- Speisesalz und Pfefferpulver nach Wunsch
- Leinsamen-Crostini:
- 6 Scheiben Baguette
- 2 Esslöffel Leinsamen
- Olivenöl zum Beträufeln

VORBEREITUNG:

1. Erhitzen Sie das native Olivenöl extra und braten Sie Sellerie, Karotten, Zwiebeln und Knoblauch an, bis sie weich sind.
2. Die gehackten Tomaten und die Fischbrühe hinzufügen. Nachdem Sie es zum Kochen gebracht haben, reduzieren Sie die Hitze. Lassen Sie die Suppe etwa 20 Minuten köcheln.
3. Die Fischwürfel zur Suppe geben und weitere 5-7 Minuten kochen lassen, bis der Fisch gar ist.
4. Stellen Sie in der Zwischenzeit den Backofen auf 180°C ein. Die Baguettestücke auf einem Backblech anrichten und mit Leinsamen bestreuen. Nach Zugabe von etwas Olivenöl ca. 5 Minuten knusprig backen.
5. Die Suppe mit Speisesalz, Pfefferpulver und gehackter Petersilie würzen.
6. Die Suppe in Schüsseln servieren und mit den Leinsamen-Crostini garnieren .

Kalorien: 250| Kohlenhydrate: 18 g | Fett: 7g | Protein: 28g | Faser: 4g

66. Gegrillter Lachs mit Zitronen-Petersiliensauce

Zubereitungszeit: 10 Minuten | Kochzeit: 10 Minuten | Portionen: 2

INGREDIENZIEN:

- 2 Lachsfilets
- Saft und abgeriebene Schale einer Zitrone
- 2 EL Olivenöl
- 2 EL frische Petersilie, gehackt
- Speisesalz und Pfefferpulver nach Wunsch

VORBEREITUNG:

1. Den Grill vorheizen.
2. Den Lachs mit Zitronensaft, Olivenöl, gehackter Petersilie, Speisesalz und Pfefferpulver marinieren und etwa 10 Minuten ruhen lassen.
3. Legen Sie den marinierten Lachs auf den Grill und grillen Sie ihn ca. 4–5 Minuten pro Seite, bis er gar ist und eine schöne Grillmarkierung aufweist.
4. Während der Lachs grillt, die restliche Zitrone auspressen und die abgeriebene Schale mit dem Olivenöl und der gehackten Petersilie vermengen.
5. Die Zitronen-Petersilien-Sauce über den gegrillten Lachs träufeln und servieren.

Kalorien: 320| Kohlenhydrate: 2 g | Fett: 18g | Protein: 36g | Ballaststoffe: 1g

67. Gebratener Thunfisch mit Ingwer-Limetten-Sauce

Zubereitungszeit: 15 Minuten | Kochzeit: 8 Minuten | Portionen: 2

INGREDIENZIEN:

- 2 Thunfischsteaks
- Saft und abgeriebene Schale einer Limette
- 2 EL Sojasauce
- 1 EL Honig
- 1 TL frischer Ingwer, gerieben
- 2 Knoblauchzehen, gehackt
- 2 EL Sesamöl
- Speisesalz und Pfefferpulver nach Wunsch

VORBEREITUNG:

1. Den Thunfisch mit Limettensaft, Sojasauce, Honig, geriebenem Ingwer, gehacktem Knoblauch, Sesamöl, Speisesalz und Pfefferpulver marinieren und mindestens 10 Minuten ruhen lassen.
2. Den Thunfisch in einer Pfanne bei starker Hitze von jeder Seite 2-3 Minuten anbraten, je nachdem, wie stark er sein soll.
3. Den angebratenen Thunfisch mit der Ingwer-Limetten-Sauce beträufeln und servieren .

Kalorien: 280| Kohlenhydrate: 8 g | Fett: 10g | Protein: 38g | Ballaststoffe: 2 g

68. Gegrillte Garnelenspieße mit gemischtem Gemüse

Zubereitungszeit: 20 Minuten | Kochzeit: 10 Minuten | Portionen: 4

INGREDIENZIEN:

- 500 g Garnelen, geschält und entdarmt
- 1 rote Paprika, in Stücke geschnitten
- 1 gelbe Paprika, in Stücke geschnitten
- 1 Zucchini, in Scheiben geschnitten
- 1 rote Zwiebel, in Stücke geschnitten
- 2 EL Olivenöl
- 2 Knoblauchzehen, gehackt
- Saft einer Zitrone
- Speisesalz und Pfefferpulver nach Wunsch
- In Wasser getränkte Holzspieße

VORBEREITUNG:

1. Die Garnelen abspülen und abtropfen lassen.
2. Bereiten Sie das Gemüse vor und geben Sie es in eine Schüssel. Mit Knoblauch, Zitronensaft, Olivenöl, Speisesalz und Pfefferpulver gut vermischen.
3. Die Garnelen abwechselnd mit dem Gemüse auf die Holzspieße stecken.
4. Den Grill und die Spieße auf jeder Seite 3–4 Minuten vorheizen, bis die Garnelen rosa und gar sind.
5. Die gegrillten Garnelenspieße mit dem gemischten Gemüse auf einen Teller legen und servieren.

Kalorien: 220| Kohlenhydrate: 10 g | Fett: 8g | Protein: 28g | Ballaststoffe: 3 g

69. Die Scholle mit den Mandeln und der Petersilie im Ofen backen

Zubereitungszeit: 15 Minuten | Kochzeit: 20 Minuten | Portionen: 2

INGREDIENZIEN:

- 2 Schollenfilets
- 2 EL Mandeln, gehackt
- 2 EL frische Petersilie, gehackt
- Saft einer Zitrone
- 2 EL Olivenöl
- Speisesalz und Pfefferpulver nach Wunsch

VORBEREITUNG:

1. Heize den Ofen auf 180°C vor.
2. Die Schollenfilets auf ein mit Backpapier ausgelegtes Backblech legen. Mit Speisesalz, Pfefferpulver und Zitronensaft würzen.
3. Die Schollenfilets mit gehackten Mandeln und Petersilie bestreuen.
4. Das Olivenöl über die Schollenfilets träufeln.
5. Die Schollenfilets im Ofen 15–20 Minuten backen, bis die Mandeln goldbraun sind.
6. Die gebackenen Jakobsmuscheln mit den Mandeln und der Petersilie auf Tellern anrichten und servieren.

Kalorien: 260| Kohlenhydrate: 2 g | Fett: 15 g | Protein: 28g | Ballaststoffe: 2 g

70. Tintenfischsalat mit Kirschtomaten

Zubereitungszeit: 20 Minuten | Kochzeit: 5 Minuten | Portionen: 4

INGREDIENZIEN:

- 500 g Tintenfisch, gereinigt und in Ringe geschnitten
- 250 g Kirschtomaten, halbiert
- 1 rote Zwiebel, in dünne Scheiben geschnitten
- 1 Knoblauchzehe, gehackt
- Saft einer Zitrone
- 2 EL Olivenöl
- 2 EL frische Petersilie, gehackt
- Speisesalz und Pfefferpulver nach Wunsch

VORBEREITUNG:

1. Den Tintenfisch gründlich abspülen und trocken tupfen.
2. Wasser in einem Topf zum Kochen bringen. Und den Tintenfisch darin ca. 2-3 Minuten weich kochen. Anschließend abgießen und abkühlen lassen.
3. Den abgekühlten Tintenfisch in eine Schüssel geben und Kirschtomaten, rote Zwiebeln, gehackten Knoblauch, Zitronensaft, Olivenöl und gehackte Petersilie hinzufügen. Gut mischen.
4. Den Tintenfischsalat mit Speisesalz und Pfefferpulver würzen.
5. Den Tintenfischsalat auf Tellern anrichten und servieren.

Kalorien: 160 | Kohlenhydrate: 6 g | Fett: 6g | Protein: 20g | Ballaststoffe: 2 g

71. Garnelen in der Pfanne mit Knoblauch und Chili

Zubereitungszeit: 10 Minuten | Kochzeit: 8 Minuten | Portionen: 2

INGREDIENZIEN:

- 300 g Garnelen, geschält und entdarmt
- 2 Knoblauchzehen, gehackt
- 1 rote Chilischote, entkernt und gehackt
- 2 EL Olivenöl
- Saft einer Zitrone
- Speisesalz und Pfefferpulver nach Wunsch
- Frische Petersilie zum Garnieren

VORBEREITUNG:

1. Stellen Sie eine große Pfanne auf mittlere bis hohe Hitze und gießen Sie das Olivenöl hinein.
2. Chilipulver und gehackter Knoblauch werden in die Pfanne gegeben und angebraten, bis sie duften.
3. Kochen Sie die Garnelen, nachdem Sie sie bei mittlerer bis hoher Hitze hinzugefügt haben. Etwa 3-4 Minuten lang, bis es rosa und durchgegart ist.
4. Die Garnelen mit Zitronensaft beträufeln und mit Salz und Pfeffer würzen.
5. Die Garnelen mit Knoblauch und Chili auf Tellern in der Pfanne anrichten, mit frischer Petersilie garnieren und servieren.

Kalorien: 200| Kohlenhydrate: 2 g | Fett: 8g | Protein: 30g | Ballaststoffe: 1g

72. Gegrilltes Schwertfischsteak mit Zitrussauce

Zubereitungszeit: 10 Minuten | Kochzeit: 10 Minuten | Portionen: 2

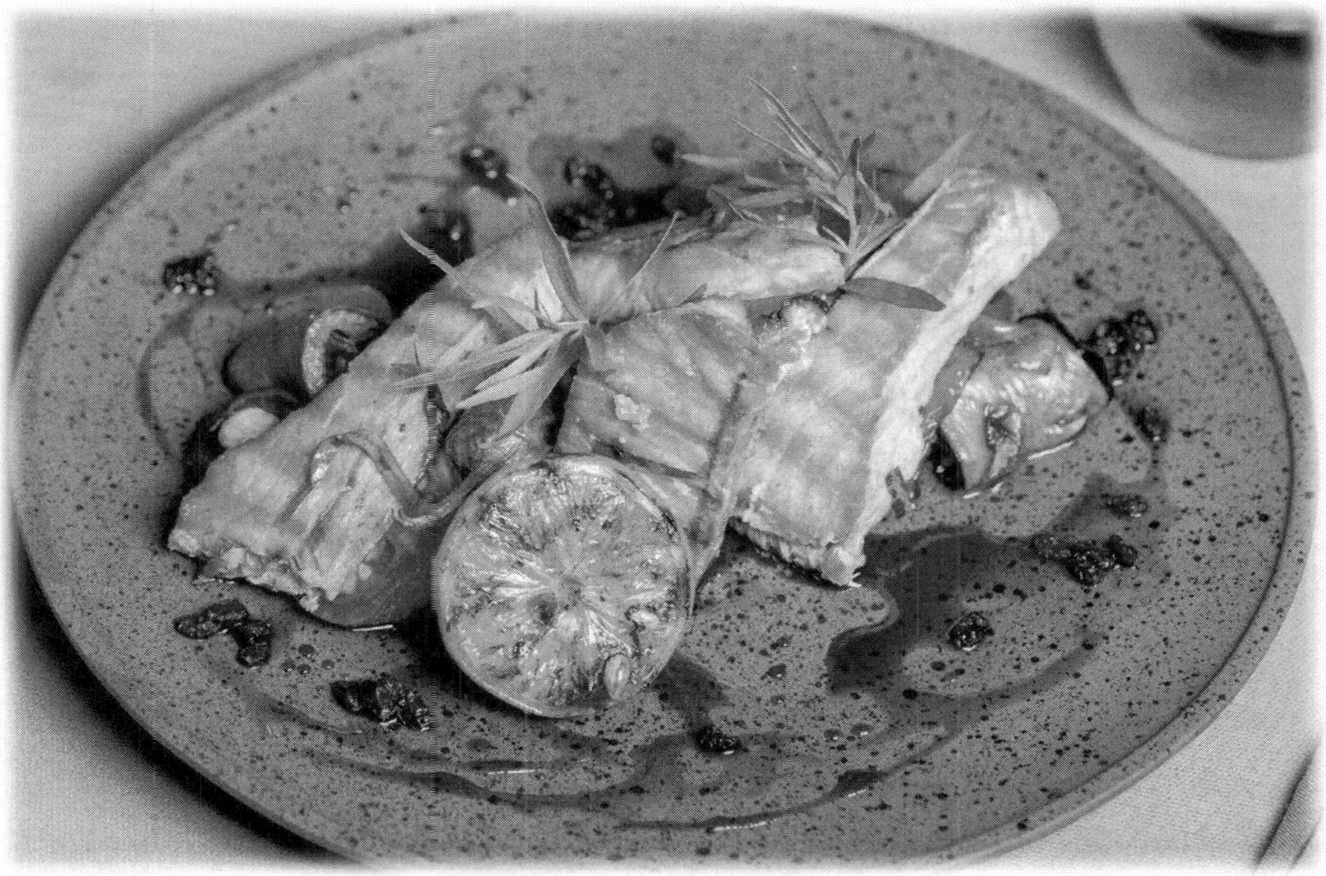

INGREDIENZIEN:

- 2 Schwertfischsteaks
- Saft einer Orange
- Saft einer Zitrone
- 2 EL Olivenöl
- 1 TL Honig
- 1 TL frischer Thymian, gehackt
- Speisesalz und Pfefferpulver nach Wunsch

VORBEREITUNG:

1. Den Grill vorheizen.
2. Orangensaft, Zitronensaft, Olivenöl und Honig sollten kombiniert werden. Gehackter Thymian, Speisesalz und Pfefferpulver in einer Schüssel.
3. Marinieren Sie die Schwertfischsteaks mit der Zitrussauce und lassen Sie sie etwa 10 Minuten ruhen.
4. Legen Sie die marinierten Schwertfischsteaks auf den Grill und grillen Sie sie etwa 4–5 Minuten pro Seite, bis sie gar sind.
5. Die gegrillten Schwertfischsteaks mit Zitrussauce auf Tellern anrichten und servieren.

Kalorien: 300| Kohlenhydrate: 6 g | Fett: 10g | Protein: 40g | Ballaststoffe: 1g

73. Lachs im Pergament mit gedünstetem Gemüse

Zubereitungszeit: 15 Minuten | Kochzeit: 20 Minuten | Portionen: 2

INGREDIENZIEN:

- 2 Lachsfilets
- 1 Zucchini, in dünne Scheiben geschnitten
- 1 Karotte, in dünne Streifen schneiden
- 1 rote Paprika, in dünne Streifen schneiden
- 1 Knoblauchzehe, gehackt
- 2 EL Olivenöl
- Saft einer Zitrone
- Speisesalz und Pfefferpulver nach Wunsch
- Frische Kräuter zum Garnieren (z. B. Petersilie oder Dill)

VORBEREITUNG:

1. Den Backofen auf 200°C vorheizen.
2. Bereiten Sie zwei große Stücke Pergamentpapier vor.
3. Zitronensaft, Speisesalz und Pfefferpulver. Die Lachsfilets würzen. Zitronensaft und jeweils auf Pergamentpapier legen.
4. Das vorbereitete Gemüse und den gehackten Knoblauch rund um die Lachsfilets verteilen. Olivenöl darüberträufeln und mit Salz und Pfeffer bestreuen.
5. Verschließen Sie die Pergamentstücke in Päckchen und falten Sie die Ränder, um eine luftdichte Versiegelung zu gewährleisten.
6. Nachdem Sie die Päckchen auf eine Backform gelegt haben, backen Sie sie etwa 15 bis 20 Minuten lang im Ofen, bis der Lachs gar ist.
7. Lachs- und Pergamentpäckchen vorsichtig öffnen, auf Tellern anrichten und mit frischen Kräutern garnieren.

Kalorien: 320| Kohlenhydrate: 10 g | Fett: 18g | Protein: 32g | Faser: 4g

74. Thunfisch mit Sesamkruste und Sojasauce

Zubereitungszeit: 10 Minuten | Kochzeit: 6 Minuten | Portionen: 2

INGREDIENZIEN:

- 2 Thunfischsteaks
- 3 EL Sesamkörner
- 2 EL Sojasauce
- 1 EL Honig
- 1 TL geriebener Ingwer
- 1 Knoblauchzehe, gehackt
- 2 EL Olivenöl
- Speisesalz und Pfefferpulver nach Wunsch
- Frischer Koriander zum Garnieren

VORBEREITUNG:

1. Die Thunfischsteaks vor dem Servieren salzen und pfeffern. Beide Seiten mit Sesamkörnern bestreichen.
2. Erhitzen Sie eine Pfanne bei mittlerer Hitze und gießen Sie das Olivenöl hinein.
3. Die panierten Thunfischsteaks in die Pfanne geben und von jeder Seite 2-3 Minuten braten, bis sie innen knusprig und rosa sind.
4. In der Zwischenzeit Sojasauce, Honig, geriebenen Ingwer und gehackten Knoblauch vermischen.
5. Die Sojasaucenmischung über die angebratenen Thunfischsteaks träufeln.
6. Den Thunfisch mit Sesamkruste und Sojasauce auf Tellern anrichten, mit frischem Koriander garnieren und servieren.

Kalorien: 300| Kohlenhydrate: 8 g | Fett: 15 g | Protein: 35g | Ballaststoffe: 2 g

75. Gebackenes Wolfsbarschfilet mit Oliven und Kirschtomaten

Zubereitungszeit: 15 Minuten | Kochzeit: 20 Minuten | Portionen: 2

INGREDIENZIEN:

- 2 Wolfsbarschfilets
- 10 Kirschtomaten, halbiert
- 10 entkernte Oliven, halbiert
- 2 Knoblauchzehen, gehackt
- 2 EL Olivenöl
- Saft einer Zitrone
- Speisesalz und Pfefferpulver nach Wunsch
- Frische Petersilie zum Garnieren

VORBEREITUNG:

1. Heize den Ofen auf 200°C vor. Wolfsbarschfilets sollten in einer Auflaufform mit Salz, Pfeffer und Zitronensaft gewürzt werden.
2. Die halbierten Kirschtomaten, Oliven und den gehackten Knoblauch um die Fischfilets verteilen.
3. Olivenöl über die Zutaten gießen und mit Salz und Pfeffer würzen.
4. Nachdem der Ofen aufgeheizt ist, stellen Sie die Auflaufform hinein. 15–20 Minuten kochen, bis der Fisch gar und die Tomaten weich sind.
5. Das gebackene Wolfsbarschfilet mit Oliven und Kirschtomaten auf Tellern anrichten, mit frischer Petersilie garnieren und servieren.

Kalorien: 280| Kohlenhydrate: 6 g | Fett: 14g | Protein: 32g | Faser: 4g

76. Garnelensalat mit Avocado und Rucola

Zubereitungszeit: 10 Minuten | Portionen: 2

INGREDIENZIEN:

- 200 g Garnelen, gekocht und geschält
- 1 reife Avocado, gewürfelt
- 2 Handvoll Rucola
- 10 Kirschtomaten, halbiert
- Saft einer Zitrone
- 2 EL Olivenöl
- Salz und Pfeffer nach Geschmack

VORBEREITUNG:

1. In einer Schüssel die gekochten und geschälten Garnelen mit der gewürfelten Avocado, dem Rucola und den halbierten Kirschtomaten vermischen.
2. Zitronensaft, Olivenöl, Speisesalz und Pfefferpulver in einer kleinen Schüssel zu einer Dressingmischung verrühren.
3. Den Garnelensalat mit dem Dressing servieren und alles sorgfältig vermischen.
4. Garnelensalat mit Avocado und Rucola auf Tellern anrichten und sofort servieren.

Kalorien: 240| Kohlenhydrate: 9 g | Fett: 12g | Protein: 25g | Ballaststoffe: 7 g

77. Marinierter Lachs mit Senf-Honig-Sauce

Zubereitungszeit: 10 Minuten | Kochzeit: 12 Minuten | Portionen: 2

INGREDIENZIEN:

- 2 Lachsfilets
- 2 EL Senf
- 2 EL Honig
- 2 Knoblauchzehen, gehackt
- 2 EL Sojasauce
- Saft einer Zitrone
- 2 EL Speiseöl
- Speisesalz und Pfefferpulver nach Wunsch
- Frische Dillzweige zum Garnieren

VORBEREITUNG:

1. Den Lachs mit Salz, Pfeffer, gehacktem Knoblauch, Sojasauce und Zitronensaft marinieren. Bitte lassen Sie es ca. 10 Minuten im Kühlschrank.
2. In einer kleinen Schüssel Senf, Honig und Olivenöl zu einer Sauce verrühren.
3. Eine Grillpfanne auf mittlere bis hohe Temperatur erhitzen und die marinierten Lachsfilets darin auf jeder Seite etwa 5-6 Minuten goldbraun anbraten und garen.
4. Den gebratenen Lachs auf Tellern anrichten, mit der Senf-Honig-Sauce beträufeln und mit frischen Dillzweigen garnieren.

Kalorien: 320| Kohlenhydrate: 12 g | Fett: 18g | Protein: 28g | Ballaststoffe: 1g

78. Seezungenfilet mit Zitronenpetersilie

Zubereitungszeit: 10 Minuten | Kochzeit: 6 Minuten | Portionen: 2

INGREDIENZIEN:

- 4 Seezungenfilets
- Saft einer Zitrone
- 2 EL gehackte frische Petersilie
- 2 EL Butter
- Speisesalz und Pfefferpulver nach Wunsch

VORBEREITUNG:

1. Die Seezungenfilets mit Speisesalz, Pfefferpulver und Zitronensaft würzen.
2. Bei mittlerer Hitze sollte die Butter in der Pfanne geschmolzen werden.
3. Die gewürzten Seezungenfilets in die Pfanne geben und etwa 2-3 Minuten auf jeder Seite anbraten, bis sie leicht gebräunt und durchgegart sind.
4. Die gebratenen Seezungenfilets auf Tellern anrichten, mit gehackter Petersilie bestreuen und servieren

Kalorien: 180| Kohlenhydrate: 0 g | Fett: 8g | Protein: 25g | Ballaststoffe: 1g

79. Gegrillte Garnelen mit Avocado-Limettensauce

Zubereitungszeit: 15 Minuten | Kochzeit: 5 Minuten | Portionen: 2

INGREDIENZIEN:

- 16 Garnelen, geschält und entdarmt
- 1 reife Avocado
- Saft von 2 Limetten
- 2 Knoblauchzehen, gehackt
- 2 EL gehackte frische Korianderblätter
- 2 EL Olivenöl
- Speisesalz und Pfefferpulver nach Wunsch

VORBEREITUNG:

1. Die geschälten und entdarmten Garnelen mit Salz, Pfeffer und Olivenöl marinieren.
2. Heizen Sie den Grill vor und legen Sie die marinierten Garnelen auf den Grill.
3. Die Garnelen auf jeder Seite 2-3 Minuten grillen, bis sie gar sind und eine schöne Farbe haben.
4. In der Zwischenzeit die reife Avocado teilen, den Kern entfernen und das Fruchtfleisch in eine Schüssel übertragen.
5. Limettensaft, gehackten Knoblauch und Korianderblätter dazugeben und mit Speisesalz und Pfefferpulver verrühren, bis eine cremige Sauce entsteht.
6. Servieren Sie die gegrillten Garnelen mit der Avocado-Limetten-Sauce.

Kalorien: 240| Kohlenhydrate: 6 g | Fett: 12g | Protein: 28g | Ballaststoffe: 9 g

80. Fischsuppe mit Vollkornbrot -Crostini

Zubereitungszeit: 10 Minuten | Kochzeit: 25 Minuten | Portionen: 4

INGREDIENZIEN:

- 400 g gemischte Fischfilets (z. B. Lachs, Kabeljau, Seelachs), in Stücke geschnitten
- 1 Zwiebel, gehackt
- 2 Knoblauchzehen, gehackt
- 2 Karotten, in dünne Scheiben geschnitten
- 1 Dose gehackte Tomaten
- 1 Liter Gemüsebrühe
- 2 EL Olivenöl
- Speisesalz und Pfefferpulver nach Wunsch
- Frische Petersilie zum Garnieren
- Vollkornbrot, geschnitten und geröstet

VORBEREITUNG:

1. Erhitzen Sie das Olivenöl in einem großen Topf und braten Sie die fein gehackte Zwiebel und den Knoblauch, bis sie eine glasige Konsistenz erreichen.
2. Fügen Sie die geschnittenen Karotten hinzu und braten Sie sie etwa 5 Minuten lang an, bis sie leicht weich sind.
3. Gemüsebrühe und gehackte Tomaten hinzufügen
4. Topf. Mit Speisesalz und Pfefferpulver würzen.
5. Die Fischstücke vorsichtig in die Suppe geben und 10-15 Minuten köcheln lassen, bis der Fisch leicht zerfällt, da er zart ist.
6. Die fertige Fischsuppe auf Schüsseln verteilen, mit frischer Petersilie garnieren und mit geröstetem Vollkornbrot servieren.

Kalorien: 250| Kohlenhydrate: 15 g | Fett: 10g | Protein: 25g | Ballaststoffe: 5 g

81. Zucchini-Lasagne ohne Nudeln

Vorbereitungszeit: 20 | Minuten Garzeit: 30 | Minutenportionen: 4

INGREDIENZIEN :

- 3 große Zucchini
- 400 Gramm gehackte Tomaten
- 250g Ricotta-Käse
- 100g geriebener Parmesan
- 1 Zwiebel, gehackt
- 2 Knoblauchzehen, gehackt
- 1 EL Speiseöl
- Speisesalz und Pfefferpulver nach Wunsch
- Frische Basilikumblätter zum Garnieren

VORBEREITUNG :

1. Heize den Ofen auf 180°C vor. Schneide die Zucchini in dünne Scheiben. Erhitze Olivenöl in einer Pfanne und brate Zwiebel und Knoblauch darin an, bis sie goldbraun sind.Mit Speisesalz und Pfefferpulver abschmecken und dann die gewürfelten Tomaten hinzufügen. Lassen Sie die Soße kochen, bis sie leicht eindickt. Tragen Sie eine dünne Schicht auf die Soße auf, um ein Ankleben zu verhindern – eine Auflaufform.
2. Zucchinischeiben darauf legen und mit Ricotta und Parmesan bestreuen.
3. Führen Sie den Vorgang fort, bis alle Zutaten aufgebraucht sind. Schließen Sie mit einer Schicht Käse ab.
4. Decken Sie die Lasagne mit Folie ab und backen Sie sie etwa 30 Minuten lang, bis der Käse geschmolzen und die Zucchini zart ist.
5. Vor dem Servieren mit frischen Basilikumblättern garnieren.

Kalorien: 227| Kohlenhydrate: 11 g | Fett: 13g | Protein: 17g | Ballaststoffe: 3 g

82. Kichererbsenburger mit Avocadosalat

Zubereitungszeit: 15 Minuten | Kochzeit: 15 Minuten | Portionen: 4

INGREDIENZIEN :

- 400 g gekochte Kichererbsen
- 1 reife Avocado
- 1 kleine Zwiebel, fein gehackt
- 2 Knoblauchzehen, gehackt
- 2 EL Hafermehl
- 1 TL gemahlener Kreuzkümmel
- 1 TL Paprikapulver
- Speisesalz und Pfefferpulver nach Wunsch
- 4 Vollkorn-Burgerbrötchen
- Zum Servieren mit Salatblättern und Tomatenscheiben servieren

VORBEREITUNG :

1. Die gekochten Kichererbsen grob zerdrücken. Die Avocado separat schälen, entsteinen und zerdrücken.
2. Zwiebel, Knoblauch, Haferflocken, Kreuzkümmel und Paprika hinzufügen. Kichererbsen sollten gut mit Salz und Pfeffer vermischt werden.
3. Aus der Kichererbsenmischung Pastetchen formen und auf ein mit Backpapier ausgelegtes Backblech legen.
4. Im vorgeheizten Backofen bei 180 °C backen. Backen Sie die Pastetchen etwa 15 Minuten lang, bis sie fest und leicht verkrustet sind. Die Burgerbrötchen aufschneiden und leicht toasten.
5. Die Avocado auf den unteren Hälften des Brötchens verteilen. Patties darauf legen und mit Salatblättern und Tomatenscheiben belegen. Die oberen Brötchenhälften darauf legen und servieren.

Kalorien: 290| Kohlenhydrate: 38 g | Fett: 10g | Protein: 12g | Ballaststoffe: 11 g

83. Gefüllte Paprika mit Quinoa und Käse

Zubereitungszeit: 15 Minuten | Kochzeit: 30 Minuten | Portionen: 4

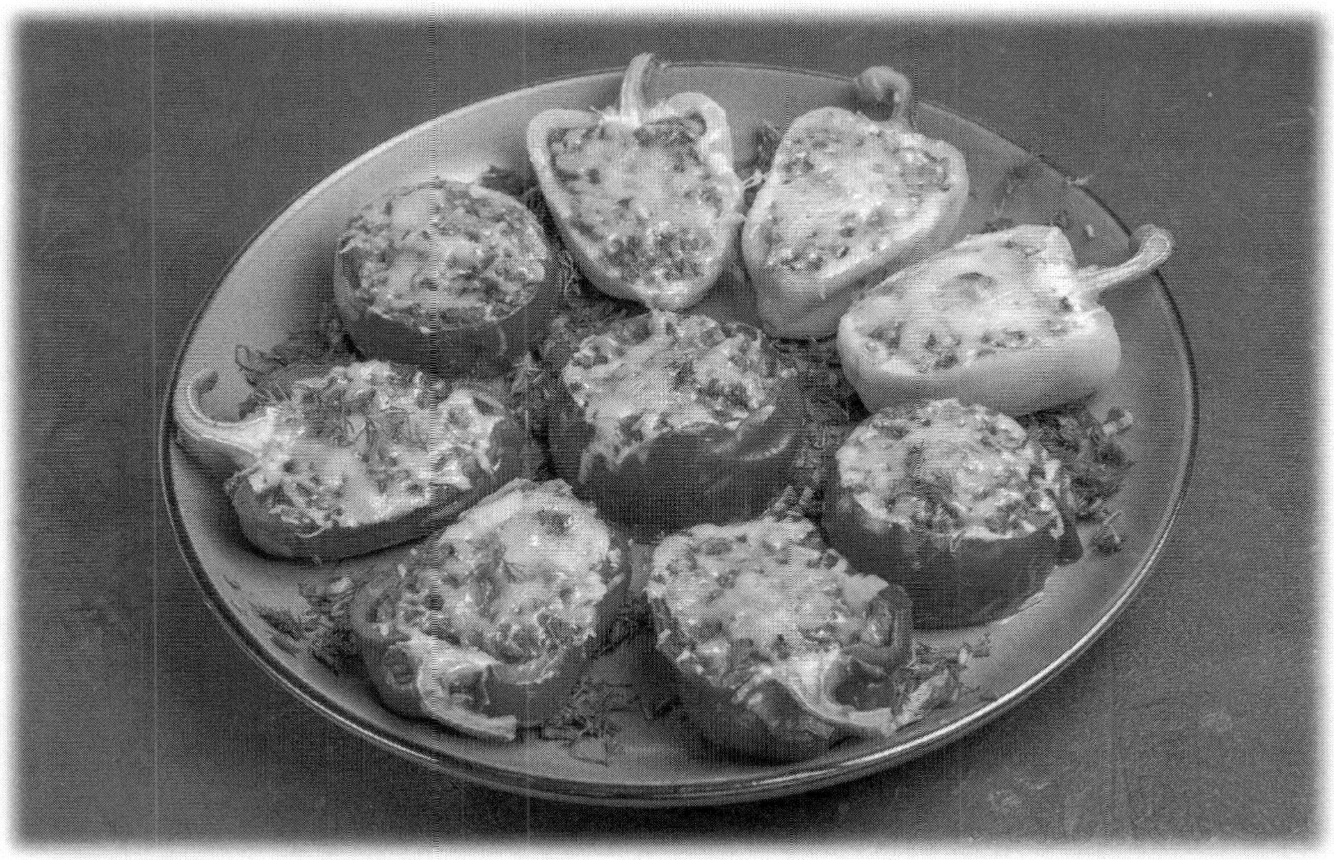

INGREDIENZIEN :

- 4 große Paprika (verschiedene Farben), halbiert und entkerrt
- 1 Tasse Quinoa
- 1 Zwiebel, gehackt
- 2 Knoblauchzehen, gehackt
- 200 g geriebener Käse (z. B. Gouda oder Cheddar)
- 2 EL Olivenöl
- 1 TL Paprikapulver
- Speisesalz und Pfefferpulver nach Wunsch
- Frische Petersilie zum Garnieren

VORBEREITUNG :

1. Den Backofen auf 180°C vorheizen. Die Paprikahälften sollten auf ein Backblech gelegt werden. Und legen Sie es beiseite.
2. Quinoa nach Packungsanweisung zubereiten und abtropfen lassen.
3. Brate die Zwiebel und den Knoblauch in einer Pfanne mit heißem Öl, bis sie weich sind.Mit gekochtem Quinoa, Paprika, Salz und Pfeffer gut vermischen. Die Quinoa-Mischung gleichmäßig in die Paprikahälften füllen.
4. Den geriebenen Käse über die gefüllten Paprikahälften streuen.
5. Die gefüllten Paprikahälften backen, um den Käse zu schmelzen und das Brot zu bräunen. Die weichen Paprika hineingeben.
6. Vor dem Servieren mit frischer Petersilie garnieren.

Kalorien: 280| Kohlenhydrate: 30 g | Fett: 12g | Protein: 12g | Ballaststoffe: 6 g

84. Gemüse-Pad Thai mit Tofu

Zubereitungszeit: 20 Minuten | Kochzeit: 15 Minuten | Portionen: 2

INGREDIENZIEN :

- 200 g Reisnudeln
- 200 g Tofu, in Würfel schneiden
- 1 Karotte, in Streifen schneiden
- 1 rote Paprika, in Streifen geschnitten
- 1 Zwiebel, gehackt
- 2 Knoblauchzehen, gehackt
- 100 g Sojasprossen
- 2 EL Erdnussöl
- 2 EL Sojasauce
- 2 EL Limettensaft
- 2 EL Ahornsirup
- Speisesalz und Pfefferpulver nach Wunsch
- Frische Korianderblätter und gehackte Erdnüsse zum Garnieren

VORBEREITUNG :

1. Befolgen Sie zur Zubereitung die Anweisungen auf der Verpackung. Reisnudeln. abtropfen lassen und beiseite stellen.
2. Gib etwas Erdnussöl in eine Pfanne und erhitze es. Brate den Tofu darin goldbraun an, nimm ihn dann heraus und stelle ihn beiseite.
3. In derselben Pfanne die Zwiebel und den Knoblauch anbraten, bis sie weich sind.
4. Die Karottenstreifen und Paprikastreifen dazugeben und 2-3 Minuten anbraten, bis das Gemüse leicht zart ist.
5. Die gekochten Reisnudeln, Sojasprossen, gebratenen Tofu, Sojasauce, Limettensaft und Ahornsirup in die Pfanne geben. Gut vermischen und weitere 2-3 Minuten erhitzen.
6. Mit Speisesalz und Pfefferpulverwürzen.
7. Das Gemüse-Pad Thai auf zwei Teller verteilen. Anschließend gehackte frische Korianderblätter als Garnitur hinzufügen. Erdnüsse.

Kalorien: 460 pro Portion | Kohlenhydrate: 69 g | Fett: 15 g | Protein: 17g | Ballaststoffe: 5 g

85. Blumenkohlrisotto mit Ziegenkäse

Zubereitungszeit: 15 Minuten | Kochzeit: 25 Minuten | Portionen: 4

INGREDIENZIEN :

- 1 mittelgroßer Blumenkohl
- 1 Zwiebel, gehackt
- 2 Knoblauchzehen, gehackt
- 250 g Arborio-Reis (Risottoreis)
- 750 ml Gemüsebrühe
- 100 g Ziegenkäse, zerbröckelt
- 2 EL Olivenöl
- Speisesalz und Pfefferpulver nach Wunsch
- Frische Petersilie zum Garnieren

VORBEREITUNG :

1. Schneide den Blumenkohl in kleine Stücke und wasche sie gründlich. Brate Knoblauch und Zwiebel in einer großen Pfanne an, bis sie weich sind.
2. Gib nun den Arborio-Reis hinzu und brate ihn unter ständigem Rühren für 2 Minuten, bis er durchscheinend ist.Den Reis nach und nach in die Gemüsebrühe geben, dabei regelmäßig umrühren und die Flüssigkeit aufsaugen lassen, bevor weitere Brühe hinzugefügt wird. Wiederholen Sie diesen Vorgang etwa 20 Minuten lang, bis der Reis cremig und al dente ist.
3. Die Blumenkohlröschen dazugeben und weitere 5 Minuten köcheln lassen, bis sie weich sind.
4. Den Ziegenkäse unterrühren, bis er geschmolzen ist – mit Speisesalz und Pfefferpulver würzen.
5. Das Blumenkohlrisotto auf Tellern anrichten und mit frischer Petersilie garnieren.

Kalorien: 320| Kohlenhydrate: 45 g | Fett: 10g | Protein: 10g | Ballaststoffe: 7 g

86. Gegrillte Kichererbsenburger mit Avocadosalat

Zubereitungszeit: 20 Minuten | Kochzeit: 10 Minuten | Portionen: 4

INGREDIENZIEN :

Für die Burger:

- 200 g Kichererbsen, abgetropft und abgespült
- 1/4 Zwiebel, gehackt
- 1/4 Knoblauchzehe, gehackt
- 1 EL Olivenöl
- 1 EL Haferflocken
- 1/2 TL Kreuzkümmel
- Salz und Pfeffer nach Geschmack

Für den Avocadosalat:

- 1/4 reife Avocado, entkernt und in Scheiben geschnitten
- 1/4 Tomate, gewürfelt
- Saft einer viertel Zitrone

VORBEREITUNG :

1. Bitte in eine Schüssel geben. Für die Kartoffeln eine Gabel oder einen Kartoffelstampfer verwenden. Zwiebel, Knoblauch, Olivenöl, Haferflocken, Kreuzkümmel, Salz und Pfeffer hinzufügen und gut vermischen.
2. Aus der Masse Patties formen und grillen oder auf dem Grill oder in einer Pfanne mit etwas Öl goldbraun braten.
3. Bereiten Sie in der Zwischenzeit einen Avocadosalat zu, indem Sie Avocado und Tomate mit Salz, Pfeffer, Essig und Zitronensaft vermischen.
4. Die gegrillten Kichererbsenburger auf einem Brötchen oder Salatbett servieren und mit dem Avocadosalat garnieren.
5. Die Kichererbsen abtropfen lassen

Kalorien: 120| Kohlenhydrate: 12 g | Fett: 5g | Protein: 4g | Faser: 4g

87. Gefüllte Auberginen mit Ricotta und Spinat

Zubereitungszeit: 15 Minuten | Kochzeit: 40 Minuten | Portionen: 4

INGREDIENZIEN :

- 2 Auberginen
- 200 Gramm Ricotta-Käse
- 150g frischer Spinat, gewaschen und grob gehackt
- 1 Zwiebel, gehackt
- 2 Knoblauchzehen, gehackt
- 2 EL Speiseöl
- Speisesalz und Pfefferpulver nach Wunsch
- 100 g geriebener Mozzarella-Käse
- Frische Basilikumblätter zum Garnieren

VORBEREITUNG :

1. Heize den Backofen auf 180°C vor. Schneide die Melanzanen in der Mitte durch und höhle sie vorsichtig aus, um eine Höhlung zu schaffen. Schneide das herausgeschnittene Stück in kleine Stücke und stelle es beiseite.
2. Versuche, den Knoblauch und die Zwiebel in einem Topf anzubraten und warte, bis sie goldbraun sind. Jetzt gib die zuvor geschnittene Stücke hinzu und lass sie einige Minuten lang kochen.
3. Den Ricotta-Käse in die Pfanne geben und vermischen. Die Auberginenschalen damit füllen und auf ein Backblech legen. Die Ricotta-Spinat-Mischung dazugeben und mit geriebenem Mozzarella-Käse belegen.
4. Backen Sie die Auberginen etwa 30–35 Minuten im Ofen, bis der Käse goldbraun und geschmolzen ist und die Auberginen weich sind.
5. Vor dem Servieren mit frischem Basilikum garnieren.

Kalorien: 220| Kohlenhydrate: 14 g | Fett: 15 g | Protein: 10g | Ballaststoffe: 6 g

88. Tofu- Pfanne mit gebratenem Gemüse

Zubereitungszeit: 10 Minuten | Kochzeit: 15 Minuten | Portionen: 2

INGREDIENZIEN :

- 200 g Tofu, fest
- 1 rote Paprika, in Streifen geschnitten
- 1 gelbe Paprika, in Streifen geschnitten
- 1 Zucchini, in Scheiben geschnitten
- 1 Karotte, in dünne Scheiben geschnitten
- 1 Zwiebel, in dünne Scheiben geschnitten
- 2 Knoblauchzehen, gehackt
- 2 EL Sojasauce
- 1 EL Sesamöl
- Speisesalz und Pfefferpulver nach Wunsch
- Frischer Koriander zum Garnieren

VORBEREITUNG :

1. Den Tofu in Würfel schneiden und mit etwas Salz bestreuen. Zur Seite legen.
2. Sesamöl in einer großen Pfanne erhitzen und dabei Zwiebeln und Knoblauch goldbraun anbraten.
3. Paprika, Zucchini und Karotten hinzufügen und unter ständigem Rühren ca. 5 Minuten kochen, bis das Gemüse leicht gebräunt ist.
4. Das Sesamöl erhitzen und in einer großen Pfanne goldbraun und knusprig braten.
5. Die Sojasauce über das Gemüse und den Tofu gießen und gut vermischen – mit Speisesalz und Pfefferpulver würzen.
6. Lassen Sie die Tofu-Pfanne 2–3 Minuten köcheln, bis das Gemüse weich, aber knusprig ist.
7. Die Tofu-Pfanne auf Teller verteilen und mit frischem Koriander garnieren.

Kalorien: 250| Kohlenhydrate: 12 g | Fett: 15 g | Protein: 18g | Faser: 4g

89. Gefüllte Zucchini mit Quinoa und Käse

Zubereitungszeit: 15 Minuten | Kochzeit: 30 Minuten | Portionen: 4

INGREDIENZIEN :

- 4 mittelgroße Zucchini
- 1 Tasse Quinoa
- 1 Zwiebel, gehackt
- 2 Knoblauchzehen, gehackt
- 1 Paprika, gewürfelt
- 200 g geriebener Käse (z. B. Gouda oder Cheddar)
- 1 EL Olivenöl
- Speisesalz und Pfefferpulver nach Wunsch
- Frische Petersilie zum Garnieren

VORBEREITUNG :

1. Heize den Ofen auf 180°C vor. Olivenöl sollte in dem Gericht sparsam verwendet werden.
2. Die Zucchini längs halbieren und aushöhlen, um Platz für die Füllung zu schaffen. Legen Sie das ausgehöhlte Zucchinifleisch beiseite.
3. Quinoa gemäß den Anweisungen in der Packung kochen, bis es gar ist: Olivenöl in einer Pfanne erhitzen und Zwiebeln, Knoblauch und Paprika darin anbraten, bis sie weich sind.
4. Das ausgehöhlte Zucchinifleisch dazugeben und weitere 2-3 Minuten anbraten. Den vorbereiteten Quinoa in die Pfanne geben. Na ja – mit Speisesalz und Pfefferpulver würzen. Die Zucchinihälften mit der Quinoa-Gemüse-Mischung füllen und in die vorbereitete Auflaufform geben.
5. Streuen Sie geriebenen Käse über die gefüllte Zucchini. Backen Sie die gefüllte Zucchini 25 bis 30 Minuten lang oder bis der Käse geschmolzen und leicht gebräunt ist.
6. Die gefüllten Zucchini aus dem Ofen nehmen und mit frischer Petersilie garnieren.

Kalorien: 280| Kohlenhydrate: 30 g | Fett: 12g | Protein: 14g | Ballaststoffe: 6 g

90. Gemüseomelett ohne Ei

Zubereitungszeit: 10 Minuten | Kochzeit: 15 Minuten | Portionen: 2

INGREDIENZIEN :

- 200 g Kichererbsenmehl
- 250 ml Wasser
- 1 Zucchini, in dünne Scheiben geschnitten
- 1 Paprika, gewürfelt
- 1 Zwiebel, gehackt
- 2 Knoblauchzehen, gehackt
- 2 EL Speiseöl
- Speisesalz und Pfefferpulver nach Wunsch
- Frischer Schnittlauch zum Garnieren

VORBEREITUNG :

1. Kichererbsenmehl und Wasser in einer Schüssel vermischen, bis eine glatte Paste entsteht. Mit Salz und Pfeffer würzen.
2. Versuche die Zwiebel und den Knoblauch in einer Pfanne anzubraten, bis sie goldbraun sind.
3. Zucchini und Paprika dazugeben und weitere 3-4 Minuten anbraten, bis das Gemüse weich ist.
4. Die Kichererbsenmehlpaste über das gebratene Gemüse gießen und gleichmäßig verteilen.
5. Reduzieren Sie die Hitze und braten Sie das Omelett auf jeder Seite etwa 10–12 Minuten lang goldbraun.
6. Das Gemüseomelett aus der Pfanne nehmen und in Stücke schneiden.
7. Mit frischem Schnittlauch garnieren und servieren.

Kalorien: 240| Kohlenhydrate: 35 g | Fett: 10g | Protein: 12g | Ballaststoffe: 8 g

91. Linsensalat mit Kirschtomaten und Rucola

Zubereitungszeit: 10 Minuten | Kochzeit: 20 Minuten | Portionen: 4

INGREDIENZIEN :

- 250 g grüne oder braune Linsen
- 250 g Kirschtomaten, halbiert
- 100 g Rucola
- 1 rote Zwiebel, in dünne Ringe geschnitten
- 2 EL Olivenöl
- 2 EL Balsamico-Essig
- 1 TL Dijon-Senf
- Speisesalz und Pfefferpulver nach Wunsch

VORBEREITUNG :

1. Die Linsen gründlich abspülen und nach Packungsanweisung kochen, bis sie weich sind. Abgießen und abkühlen lassen.
2. In einer großen Schüssel halbierte Kirschtomaten, Rucola und Zwiebelringe vermischen.
3. In einer kleinen Schüssel Olivenöl, Balsamico-Essig und Dijon-Senf zu einer Vinaigrette verrühren und mit Speisesalz und Pfefferpulver würzen.
4. Die abgekühlten Linsen zur Gemüsemischung geben und über die Vinaigrette gießen. Gut vermischen, sodass alle Zutaten gleichmäßig von der Vinaigrette bedeckt sind.
5. Lassen Sie den Linsensalat etwa 10 Minuten ruhen, damit sich die Aromen verbinden.
6. Vor dem Servieren den Linsensalat noch einmal abschmecken und ggf. nachwürzen.

Kalorien: 220| Kohlenhydrate: 30 g | Fett: 8g | Protein: 10g | Ballaststoffe: 8 g

92. Zucchininudeln mit Avocadopesto

Zubereitungszeit: 15 Minuten | Kochzeit: 5 Minuten | Portionen: 2

INGREDIENZIEN :

- 2 große Zucchini
- 1 reife Avocado
- Saft von 1 Zitrone
- 2 Knoblauchzehen, gehackt
- 2 EL Olivenöl
- Speisesalz und Pfefferpulver nach Wunsch
- Frische Basilikumblätter zum Garnieren

VORBEREITUNG :

1. Schneiden Sie die Zucchini mit einem Spiralschneider in dünne Nudeln.
2. Die Zucchininudeln in einem Topf mit kochendem Wasser etwa 2-3 Minuten blanchieren. Dann abtropfen lassen und beiseite stellen.
3. In einem Mixer oder einer Küchenmaschine Avocado, Zitronensaft, gehackten Knoblauch, Olivenöl sowie Salz und Pfeffer zu einem cremigen Pesto verarbeiten.
4. Die Zucchininudeln in eine große Schüssel geben und mit dem Avocadopesto belegen. Gründlich vermischen, bis das Pesto gleichmäßig auf den Nudeln verteilt ist.
5. Den Zucchini-Nudelsalat auf zwei Teller verteilen und mit frischen Basilikumblättern garnieren.

Kalorien: 280| Kohlenhydrate: 15 g | Fett: 23 g | Protein: 6g | Ballaststoffe: 8 g

93. Schwarze Bohnenbällchen mit Tomatensauce

Zubereitungszeit: 20 Minuten | Kochzeit: 20 Minuten | Portionen: 4

INGREDIENZIEN :

- 400 g schwarze Bohnen, abgetropft und abgespült
- 1 Zwiebel, fein gehackt
- 2 Knoblauchzehen, gehackt
- 1 rote Paprika, gewürfelt
- 1 TL Kreuzkümmel
- 1 TL Paprikapulver
- 1 TL gemahlener Koriander
- 3 EL Haferflocken
- Speisesalz und Pfefferpulver nach Wunsch
- 2 EL Speiseöl
- Tomatensauce:
- 400 g Tomatenpassata
- 1 Zwiebel, fein gehackt
- 2 Knoblauchzehen, gehackt
- 1 TL getrocknetes Basilikum
- Speisesalz und Pfefferpulver nach Wunsch

VORBEREITUNG :

1. Die schwarzen Bohnen grob zerdrücken und in eine Schüssel geben – Olivenöl in einer Pfanne erhitzen und Zwiebeln, Knoblauch und Paprika weich anbraten.
2. Gewürzte Bohnen, Gewürze (Kreuzkümmel, Paprika, gemahlener Koriander), Haferflocken, Salz und Pfeffer hinzufügen. Gut vermischen und zu Kugeln formen. Legen Sie den Artikel auf ein mit Backpapier ausgelegtes Backblech.
3. Die Kugeln im vorgeheizten Backofen auf ein mit Backpapier ausgelegtes Backblech legen.

Tomatensauce:

1. Olivenöl und Butter in einer anderen Pfanne erhitzen. Zwiebel und Knoblauch anbraten. Die Tomatenpassata dazugeben und mit getrocknetem Basilikum, Speisesalz und Pfefferpulver würzen. Lassen Sie die Soße eindicken.
2. Die schwarzen Bohnenbällchen mit der Tomatensauce servieren und nach Belieben mit frischen Kräutern garnieren.

Kalorien: 290| Kohlenhydrate: 42 g | Fett: 8g | Protein: 12g | Ballaststoffe: 14 g

94. Spinat-Ziegenkäse-Tarte

Zubereitungszeit: 15 Minuten | Kochzeit: 40 Minuten | Portionen: 4

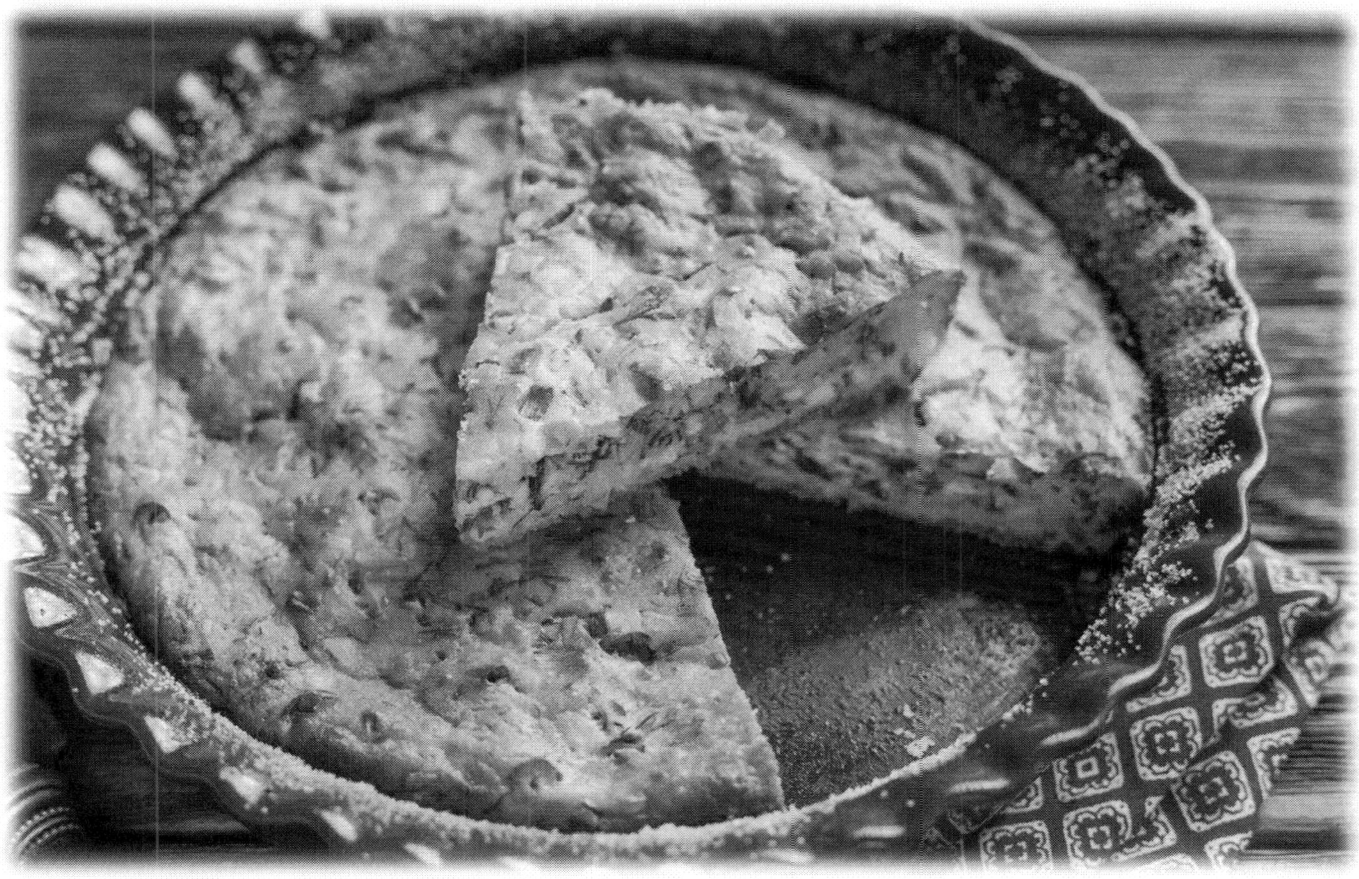

INGREDIENZIEN :

- 1 Rolle Blätterteig (ca. 230 g)
- 200g frischer Spinat
- 150 g Ziegenkäse, zerbröselt
- 1 Zwiebel, gehackt
- 2 Knoblauchzehen, gehackt
- 3 Eier
- 100 ml Sahne
- 50g geriebener Parmesan
- 2 EL Olivenöl
- Speisesalz und Pfefferpulver nach Wunsch

VORBEREITUNG :

1. Heize den Backofen auf 180°C vor. Rolle den Blätterteig aus und platziere ihn in einer Tarteform. Ränder leicht andrücken und mit einer Gabel einstechen.
2. Spinat waschen und abtropfen lassen. Olivenöl in einer Pfanne erhitzen. Zwiebeln und Knoblauch dazugeben und anbraten, bis sie weich sind. Spinat hinzufügen und kurz anbraten, bis er zusammenfällt.
3. Spinat-Zwiebel-Mischung gleichmäßig auf dem Blätterteigboden verteilen. Ziegenkäse darüberstreuen.
4. Eier und Sahne in einer Schüssel verquirlen und mit Salz, Pfeffer und Parmesan würzen. Eimischung über Spinat und Ziegenkäse gießen.
5. Spinat-Ziegenkäse-Torte bei 180°C etwa 35-40 Minuten goldbraun backen, bis die Eimischung fest ist. Vor dem Servieren etwas abkühlen lassen und in Stücke schneiden.

Kalorien: 310 | Kohlenhydrate: 18 g | Fett: 22g | Protein: 12g | Ballaststoffe: 2 g

95. Gefüllte Paprika mit Ricotta und Spinat

Zubereitungszeit: 15 Minuten | Kochzeit: 30 Minuten | Portionen: 4

INGREDIENZIEN :

- 4 große Paprika, halbiert und entkernt
- 200 Gramm Ricotta-Käse
- 150 g frischer Spinat, grob gehackt
- 1 Zwiebel, fein gehackt
- 2 Knoblauchzehen, gehackt
- 200 g Tomatenpassata
- 1 TL getrocknetes Basilikum
- Speisesalz und Pfefferpulver nach Wunsch
- Olivenöl zum Braten

VORBEREITUNG :

1. Die Paprikahälften in eine Auflaufform geben und beiseite stellen. Olivenöl in einer Pfanne erhitzen und Zwiebel und Knoblauch darin goldbraun anbraten.
2. Den gehackten Spinat dazugeben und kurz anbraten, bis er zusammengefallen ist. Mit Ricotta-Käse, getrocknetem Basilikum, Speisesalz und Pfefferpulver gut vermischen.
3. Füllen Sie die Mischung gleichmäßig in die Paprikahälften. Die Tomatenpassata über die gefüllten Paprikahälften gießen.
4. Den Auflauf mit Alufolie backen. Im vorgeheizten Backofen bei 180 °C etwa 30 Minuten backen, bis die Paprika weich und die Füllung leicht gebräunt ist.
5. Die gefüllten Paprikaschoten mit Ricotta und Spinat servieren und nach Belieben mit frischen Kräutern garnieren.

Kalorien: 180| Kohlenhydrate: 15 g | Fett: 8g | Protein: 11g | Ballaststoffe: 5 g

96. Wok-Gemüse mit Sojasauce

Zubereitungszeit: 10 Minuten | Kochzeit: 10 Minuten | Portionen: 4

INGREDIENZIEN:

- 2 EL Sesamöl
- 2 Knoblauchzehen, gehackt
- 1 Stück frischer Ingwer (ca. 2 cm), gerieben
- 1 rote Paprika, in dünne Streifen schneiden
- 1 gelbe Paprika, in dünne Streifen schneiden
- 1 Zucchini, in dünne Scheiben geschnitten
- 200 g Brokkoli, in Röschen geschnitten
- 200 g Tofu, gewürfelt
- 3 EL Sojasauce
- Frühlingszwiebeln zum Garnieren

VORBEREITUNG:

1. Erhitze das Sesamöl in einer Wok- oder großen Pfanne. Brate es kurz an, bis es einen angenehmen Duft verströmt.
2. Füge Paprika, Zucchini, Brokkoli und Tofu dem Wok hinzu und koche sie bei hoher Hitze, bis alles knusprig und leicht gebräunt ist (ca. 5-7 Minuten).
3. Die Sojasauce über das Gemüse und den Tofu gießen und gut vermischen.
4. Das gebratene Gemüse einige Minuten köcheln lassen, bis es gut mit der Sojasauce vermischt ist und das Gemüse zart ist.
5. Vor dem Servieren mit Frühlingszwiebeln garnieren.

Kalorien: 180| Kohlenhydrate: 12 g | Fett: 10g | Protein: 12g | Faser: 4g

97. Tofu mit Mandelkruste und süß-saurer Soße

Zubereitungszeit: 15 Minuten | Kochzeit: 15 Minuten | Portionen: 2

INGREDIENZIEN :

- 200 g fester Tofu
- 50g gehackte Mandeln
- 2 EL Semmelbrösel
- 1 TL Paprika
- Speisesalz und Pfefferpulver nach Wunsch
- 2 EL Olivenöl
- 3 EL Sojasauce
- 2 EL Reisessig
- 1 EL Ahornsirup
- 1 Knoblauchzehe, gehackt
- 1 TL geriebener Ingwer
- 1 TL Maismehl (optional, zum Andicken)
- Frischer Koriander zum Garnieren

VORBEREITUNG :

1. Den Tofu in dicke Scheiben schneiden und mit Papiertüchern trockentupfen, um überschüssige Feuchtigkeit zu entfernen.
2. Gehackte Mandeln, Semmelbrösel, Paprika, Salz und Pfeffer in einer flachen Schüssel vermischen. Die Tofuscheiben darin wenden, bis sie gleichmäßig mit der Mandelkruste bedeckt sind. Das Olivenöl in einer Pfanne erhitzen und den Tofu bei mittlerer Hitze von beiden Seiten goldbraun und knusprig braten.
3. Mischen Sie eine kleine Schüssel Sojasauce, Knoblauch, Ingwer, Ahornsirup, Reisessig und süß-saure Sauce.
4. Die Soße über den gebratenen Tofu gießen. Gut mischen. Das Maismehl mit etwas Wasser vermischen und zur Soße geben, sodass diese leicht andickt.
5. Den Tofu mit der Mandelkruste und der Süß-Sauer-Sauce noch einige Minuten köcheln lassen, damit sich die Aromen gut vermischen. Vor dem Servieren mit frischem Koriander garnieren.

Kalorien: 280| Kohlenhydrate: 12 g | Fett: 18g | Protein: 16g | Ballaststoffe: 3 g

98. Quinoa-Salat mit Gurken und Kirschtomaten

Zubereitungszeit: 15 Minuten | Kochzeit: 15 Minuten | Portionen: 4

INGREDIENZIEN :

- 1 Tasse Quinoa
- 2 Tassen Wasser
- 1 Gurke, gewürfelt
- 250 g Kirschtomaten, halbiert
- 1 rote Zwiebel, fein gehackt
- 1 Bund frische Petersilie, gehackt
- Saft von 1 Zitrone
- 2 EL Olivenöl
- Speisesalz und Pfefferpulver nach Wunsch

VORBEREITUNG :

1. Quinoa gründlich abspülen und in kochendem Wasser etwa 15 Minuten köcheln lassen, bis es weich ist. Abkühlen lassen.
2. Gurke, Kirschtomaten, rote Zwiebel und Petersilie in einer Schüssel vermischen.
3. Den abgekühlten Quinoa zur Gemüsemischung geben. Und gut vermischen.
4. Zitronensaft, Olivenöl, Salz und Pfeffer sollten alle vermischt werden. Und über den Quinoa-Salat gießen. Gründlich rühren.
5. Den Quinoa-Salat mit Gurke und Kirschtomaten mindestens 30 Minuten im Kühlschrank ruhen lassen.
6. Nach Belieben mit weiteren Kräutern garnieren.

Kalorien: 220 pro Portion | Kohlenhydrate: 36 g | Fett: 6g | Protein: 7g | Ballaststoffe: 5 g

99. Zucchini-Auberginen-Lasagne ohne Nudeln

Zubereitungszeit: 30 Minuten | Kochzeit: 40 Minuten | Portionen: 4

INGREDIENZIEN :

- 2 Zucchini
- 1 Aubergine
- 400 Gramm gehackte Tomaten
- 250 g Mozzarella, in Scheiben geschnitten
- 100g geriebener Parmesan
- 1 Zwiebel, gehackt
- 2 Knoblauchzehen, gehackt
- 1 EL Olivenöl
- Speisesalz und Pfefferpulver nach Wunsch
- Frischer Basilikum zum Garnieren

VORBEREITUNG :

1. Den Backofen auf 180°C vorheizen. Zucchini und Aubergine in dünne Scheiben schneiden.
2. Olivenöl in einer Pfanne erhitzen und Zwiebel und Knoblauch darin goldbraun anbraten. Mit Salz und Pfeffer abschmecken und dann die gewürfelten Tomaten hinzufügen. Lassen Sie die Soße kochen, bis sie leicht eindickt.
3. Gießen Sie eine dünne Schicht Tomatensauce in die Auflaufform. Zucchinischeiben darauf legen, dann Auberginenscheiben und Mozzarellascheiben darauf verteilen. Mit mehr Tomatensauce bedecken und mit Parmesan bestreuen.
4. Wiederholen Sie den Vorgang, bis alle Zutaten aufgebraucht sind. Mit einer Schicht Käse abschließen. Decken Sie die Lasagne mit Folie ab und backen Sie sie etwa 40 Minuten lang, bis der Käse geschmolzen und die Gemüseschichten zart sind.
5. Vor dem Servieren mit frischem Basilikum garnieren.

Kalorien: 250| Kohlenhydrate: 12 g | Fett: 15 g | Protein: 15g | Ballaststoffe: 5 g

100. Blumenkohlrisotto mit Pilzen und Käse

Zubereitungszeit: 15 Minuten | Kochzeit: 25 Minuten | Portionen: 4

INGREDIENZIEN :

- 1 mittelgroßer Blumenkohl
- 250 g Champignons, in Scheiben geschnitten
- 1 Zwiebel, gehackt
- 2 Knoblauchzehen, gehackt
- 200 g Risottoreis
- 500 ml Gemüsebrühe
- 100 g geriebener Käse (z. B. Parmesan)
- 2 EL Speiseöl
- Speisesalz und Pfefferpulver nach Wunsch
- Frische Petersilie zum Garnieren

VORBEREITUNG :

1. Den Blumenkohl fein hacken, nachdem er in Röschen zerteilt wurde. Um eine reisähnliche Konsistenz zu erhalten.
2. Die Zwiebel und den Knoblauch im erhitzten Olivenöl goldbraun anbraten.
3. Champignons dazugeben und leicht anbräunen.
4. Geriebenen Blumenkohl und Risottoreis hinzufügen. Gut mischen.
5. Nach und nach die Gemüsebrühe hinzufügen, dabei regelmäßig umrühren und die Flüssigkeit ca. 20–25 Minuten einwirken lassen.
6. Den geriebenen Käse dazugeben und mit Speisesalz und Pfefferpulver würzen.
7. Das Blumenkohlrisotto mit frischer Petersilie garnieren und servieren .

Kalorien: 280| Kohlenhydrate: 40 g | Fett: 10g | Protein: 10g | Ballaststoffe: 6 g

101. Gebackener Blumenkohl mit Käse

Zubereitungszeit: 15 Minuten | Kochzeit: 25 Minuten | Portionen: 4

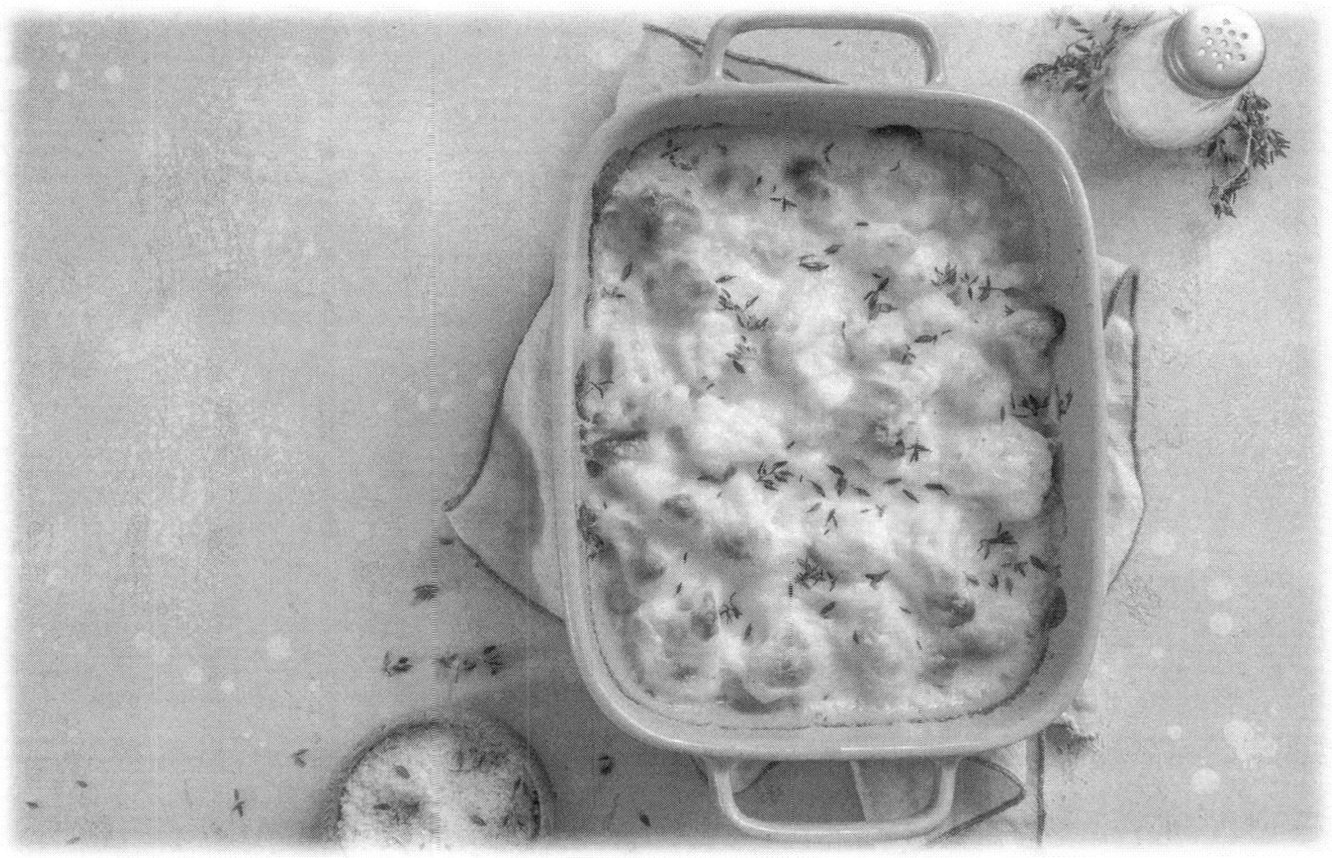

INGREDIENZIEN :

- 1 großer Blumenkohl
- 200 g geriebener Käse (z. B. Gouda oder Cheddar)
- 2 EL Butter
- 2 EL Mehl
- 300 ml Milch
- Speisesalz und Pfefferpulver nach Wunsch
- Prise Muskatnuss

VORBEREITUNG :

1. Den Backofen auf 200°C vorheizen. Nachdem Sie den Blumenkohl in Röschen geteilt haben, kochen Sie diese 5 Minuten lang in Salzwasser, bis sie al dente sind. Abtropfen lassen und beiseite stellen.
2. Butter sollte in einer separaten Pfanne bei mittlerer Hitze geschmolzen werden. Das Mehl dazugeben und gut verrühren, bis eine Mehlschwitze entsteht.
3. Nach und nach Milch hinzufügen und unter ständigem Rühren erhitzen, bis die Sauce eindickt – mit Speisesalz, Pfefferpulver und Muskat abschmecken.
4. Den Käse reiben und zur Soße geben. Nun, bis es geschmolzen ist. Blumenkohlröschen in eine Auflaufform geben und mit Käsesoße bedecken.
5. Stellen Sie die Auflaufform in den Ofen und kochen Sie den Käse etwa 20 Minuten lang, bis er goldbraun ist und Blasen wirft.
6. Nehmen Sie die gebackenen Blumenkohlröschen aus dem Ofen und lassen Sie sie vor dem Servieren einige Minuten abkühlen.

Kalorien: 250| Kohlenhydrate: 12 g | Fett: 17g | Protein: 14g | Faser: 4g

102. Gurken-Tomaten-Salat

Zubereitungszeit: 10 Minuten | Portionen: 2

INGREDIENZIEN :

- 2 Gurken
- 250 g Kirschtomaten
- 1 kleine Zwiebel, fein gehackt
- 2 EL Olivenöl
- 1 EL Zitronensaft
- Speisesalz und Pfefferpulver nach Wunsch
- Frische Kräuter (zB Petersilie oder Basilikum) zum Garnieren

VORBEREITUNG :

1. Gurken sollten geschält und in kleine Stücke geschnitten werden. Kirschtomaten halbieren.
2. Gurken, Kirschtomaten und gehackte Zwiebeln in eine Schüssel geben.
3. Salz und Zitronensaft in einer kleinen Schüssel vermischen. Und Olivenöl. Salz und Pfeffer für ein Dressing.
4. Gurke, Tomate und Dressing darüberstreuen. Mischen und gut vermischen.
5. Den Salat mit frischen Kräutern garnieren und servieren.

Kalorien: 85| Kohlenhydrate: 8 g | Fett: 5g | Protein: 2g | Ballaststoffe: 2 g

103. Gebratener Spinat mit Knoblauch

Zubereitungszeit: 10 Minuten | Kochzeit: 5 Minuten | Portionen: 2

INGREDIENZIEN :

- 300g frischer Spinat
- 2 Knoblauchzehen, gehackt
- 2 EL Olivenöl
- Speisesalz und Pfefferpulver nach Wunsch
- Optional: Zitronensaft zum Beträufeln

VORBEREITUNG :

1. Den frischen Spinat gründlich waschen und abtropfen lassen.
2. Olivenöl und Butter sollten in einer großen Pfanne erhitzt werden. Den gehackten Knoblauch anbraten, bis er duftet.
3. Geben Sie den Spinat portionsweise in die Pfanne und lassen Sie ihn unter Rühren zusammenfallen. Der Spinat sollte nur so lange gebraten werden, bis er leicht zusammengefallen ist.
4. Mit Speisesalz und Pfefferpulver würzen und anschließend mit Zitronensaft beträufeln.
5. Den gebratenen Spinat auf Tellern anrichten und servieren.

Kalorien: 80| Kohlenhydrate: 4 g | Fett: 6g | Protein: 4g | Ballaststoffe: 3 g

104. Gebackenen Kartoffeln

Zubereitungszeit: 10 Minuten | Kochzeit: 40 Minuten | Portionen: 4

INGREDIENZIEN :

- 4 große Kartoffeln
- 2 EL Olivenöl
- Speisesalz und Pfefferpulver nach Wunsch
- Optional: Gewürze Ihrer Wahl (z. B. Paprika, Knoblauchpulver, Kräuter)

VORBEREITUNG :

1. Heize den Ofen auf 200°C vor. Heize den Ofen auf 180°C vor.Kartoffeln gründlich waschen und trocken tupfen. Dann in Spalten schneiden.
2. Die mit Speisesalz, Pfefferpulver und Olivenöl vermischten Kartoffelecken in eine große Schüssel geben. Die gewünschten Gewürze hinzufügen, bis alles gut bedeckt ist.
3. Die Kartoffelspalten auf einem offenen Backblech verteilen. Pergamentpapier.
4. Backen Sie die Kartoffeln etwa 40 Minuten lang im Ofen, bis sie goldbraun und knusprig sind.
5. Ofenkartoffeln sollten aus dem Ofen genommen und heiß serviert werden.

Kalorien: 220| Kohlenhydrate: 50 g | Fett: 4g | Protein: 4g | Ballaststoffe: 7 g

105. Gegrillter Spargel mit Mandeln

Zubereitungszeit: 10 Minuten | Kochzeit: 10 Minuten | Portionen: 4

INGREDIENZIEN:

- 500 g grüner Spargel
- 2 EL Olivenöl
- Speisesalz und Pfefferpulver nach Wunsch
- 2 Esslöffel gehobelte Mandeln

VORBEREITUNG:

1. Schneiden Sie nach dem Reinigen des Spargels die holzigen Enden ab.
2. Olivenöl und Spargel sollten in einer Schüssel vermischt werden. Salz und Pfeffer, bis alles gut bedeckt ist.
3. Den Spargel auf einem vorgeheizten Grill bei mittlerer bis hoher Hitze grillen, bis er zart und leicht gebräunt ist. Je nach Dicke des Spargels dauert dies etwa 8-10 Minuten.
4. Während des Grillens die Mandelblättchen in einer Pfanne ohne Fett goldbraun rösten.
5. Den gegrillten Spargel auf einer Servierplatte anrichten und mit den gerösteten Mandeln bestreuen.
6. Heiß servieren.

Kalorien: 90| Kohlenhydrate: 6 g | Fett: 7g | Protein: 4g | Ballaststoffe: 3 g

106. Gurken-Tomaten-Salat mit Zitronendressing

Zubereitungszeit: 10 Minuten | Portionen: 2

INGREDIENZIEN :

- 2 Gurken
- 250 g Kirschtomaten
- 1 kleine Zwiebel, fein gehackt
- 2 EL Speiseöl
- Saft einer Zitrone
- Speisesalz und Pfefferpulver nach Wunsch
- Frische Kräuter (zB Petersilie oder Basilikum) zum Garnieren

VORBEREITUNG :

1. Gurken sollten geschält und in kleine Stücke geschnitten werden. Kirschtomaten halbieren.
2. Gurken, Kirschtomaten und gehackte Zwiebeln in eine Schüssel geben.
3. Zum Dressing eine kleine Schüssel mit einer Kombination aus Salz, Pfeffer, Zitronensaft und Olivenöl vermischen.
4. Das Dressing über den Gurken-Tomaten-Salat träufeln. und gut vermischen.
5. Den Salat mit frischen Kräutern garnieren und servieren.

Kalorien: 80| Kohlenhydrate: 8 g | Fett: 6g | Protein: 2g | Ballaststoffe: 2 g

107. Mit Käse überbackener Blumenkohl ohne Semmelbrösel

Zubereitungszeit: 15 Minuten | Kochzeit: 25 Minuten | Portionen: 4

INGREDIENZIEN :

- 1 großer Blumenkohl
- 250 ml Milch
- 200 g geriebener Käse (z. B. Gouda oder Emmentaler)
- 2 EL Butter
- 2 EL Mehl
- Speisesalz und Pfefferpulver nach Wunsch
- Optional: frische Kräuter zum Garnieren

VORBEREITUNG :

1. Heize den Ofen auf 200°C vor. Den Blumenkohl in kleine Röschen teilen und in einem Topf mit Salzwasser ca. 5 Minuten leicht al dente kochen. Abtropfen lassen und beiseite stellen.
2. Die Butter in einem anderen Topf bei Hitze schmelzen. mäßige Hitze. Das Mehl unter ständigem Rühren goldbraun kochen.
3. Unter ständigem Rühren die Milch langsam zum Mehl geben und weiter schlagen, bis eine glatte Soße entsteht – mit Salz und Pfeffer abschmecken.
4. Die Hälfte des geriebenen Käses zur Sauce geben und gut verrühren, bis er geschmolzen ist.
5. Legen Sie die Blumenkohlröschen in eine Auflaufform und verteilen Sie die Käsesauce gleichmäßig darüber. Mit dem restlichen Käse bestreuen.
6. Der Auflauf sollte im Ofen gebacken werden. Den Blumenkohl goldbraun braten und den Käse etwa 20–25 Minuten schmelzen lassen.
7. Mit frischen Kräutern garnieren und heiß servieren.

Kalorien: 200| Kohlenhydrate: 10 g | Fett: 14g | Protein: 12g | Ballaststoffe: 3 g

108. Ofenkartoffeln mit aromatischen Gewürzen

Zubereitungszeit: 10 Minuten | Kochzeit: 40 Minuten | Portionen: 4

INGREDIENZIEN :

- 4 große Kartoffeln
- 2 EL Olivenöl
- 1 TL Paprika
- 1 TL Kreuzkümmel
- 1 TL Knoblauchpulver
- Speisesalz und Pfefferpulver nach Wunsch
- Frische Kräuter zum Garnieren (z. B. Petersilie oder Schnittlauch)

VORBEREITUNG :

1. Heize den Ofen auf 200°C vor. Kartoffeln gründlich waschen und trocken tupfen. Dann in gleich große Stücke schneiden.
2. Die Kartoffelstücke in eine große Schüssel geben und mit Olivenöl, Paprika, Kreuzkümmel, Knoblauchpulver, Salz und Pfeffer vermengen, bis sie gut bedeckt sind.
3. Die gewürzten Kartoffelstücke auf ein mit Backpapier ausgelegtes Backblech legen.
4. Backen Sie die Kartoffeln etwa 40 Minuten lang im Ofen, bis sie goldbraun und knusprig sind.
5. Die Ofenkartoffeln aus dem Ofen nehmen, mit frischen Kräutern garnieren und heiß servieren.

Kalorien: 220| Kohlenhydrate: 50 g | Fett: 4g | Protein: 4g | Ballaststoffe: 7 g

109. Gebratene Zucchini mit Knoblauch und Petersilie

Zubereitungszeit: 10 Minuten | Kochzeit: 10 Minuten | Portionen: 4

INGREDIENZIEN :

- 4 mittelgroße Zucchini
- 2 EL Olivenöl
- 3 Knoblauchzehen, gehackt
- Eine Handvoll frische Petersilie, gehackt
- Speisesalz und Pfefferpulver nach Wunsch

VORBEREITUNG :

1. Zucchini waschen und in dünne Scheiben schneiden.
2. Das Olivenöl erhitzen und den gehackten Knoblauch in einer großen Pfanne anbraten, bis er duftet und leicht goldbraun ist.
3. Die Zucchinischeiben in die Pfanne geben und bei mittlerer Hitze braten, bis sie weich und leicht gebräunt sind.
4. Die gehackte Petersilie dazugeben und gut vermischen.
5. Mit Salz und Pfeffer würzen.
6. Die frittierten Zucchinischeiben auf einer Servierplatte anrichten und heiß servieren.

Kalorien: 70| Kohlenhydrate: 5 g | Fett: 5g | Protein: 2g | Ballaststoffe: 2 g

110. Sautierte Pilze mit Petersilie und Knoblauch

Zubereitungszeit: 5 Minuten | Kochzeit: 10 Minuten | Portionen: 4

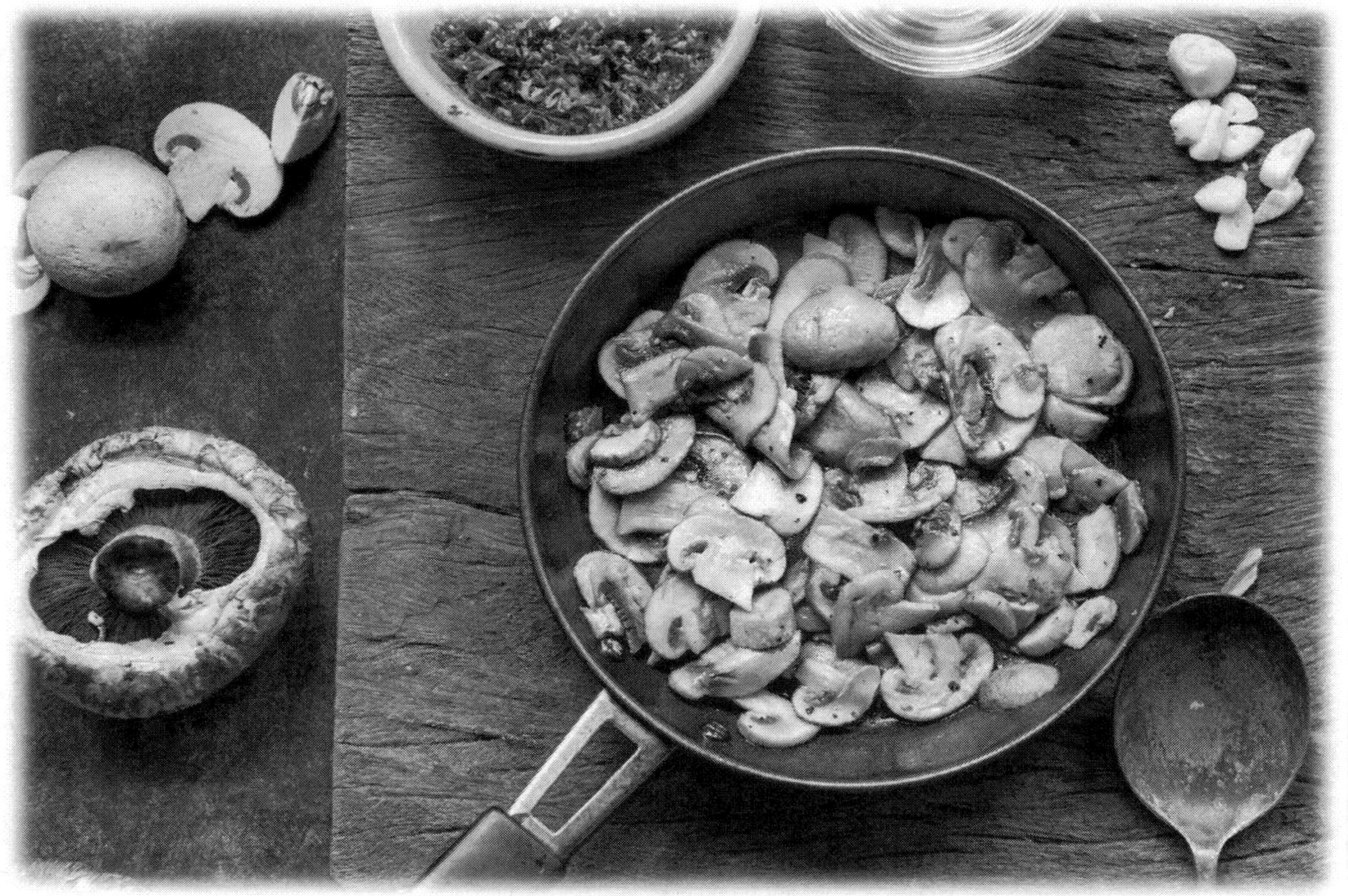

INGREDIENZIEN :

- 500 g Champignons (zB Champignons oder Austernpilze), in Scheiben schneiden
- 2 EL Olivenöl
- 2 Knoblauchzehen, gehackt
- Eine Handvoll frische Petersilie, gehackt
- Speisesalz und Pfefferpulver nach Wunsch

VORBEREITUNG :

1. Erhitzen Sie das Olivenöl in einer großen Pfanne bei mittlerer bis hoher Hitze.
2. Den gehackten Knoblauch in die Pfanne geben und kurz anbraten, bis er duftet.
3. Die Pilzscheiben in die Pfanne geben und unter gelegentlichem Rühren braten, bis sie weich und leicht gebräunt sind.
4. Die gehackte Petersilie dazugeben und gut vermischen.
5. Mit Salz und Pfeffer würzen.
6. Die sautierten Pilze auf einer Servierplatte anrichten und heiß servieren.

Kalorien: 60| Kohlenhydrate: 3 g | Fett: 5g | Protein: 3g | Ballaststoffe: 1g

111. Butterspinat mit gerösteten Pinienkernen

Zubereitungszeit: 5 Minuten | Kcchzeit: 10 Minuten | Portionen: 4

INGREDIENZIEN :

- 500g frischer Spinat
- 2 EL Butter
- 2 Knoblauchzehen, gehackt
- 2 EL geröstete Pinienkerne
- Speisesalz und Pfefferpulver nach Wunsch

VORBEREITUNG :

1. Den frischen Spinat gründlich waschen und abtropfen lassen.
2. In einer großen Pfanne die Butter bei mittlerer Hitze schmelzen.
3. Den gehackten Knoblauch in die Pfanne geben und kurz anbraten, bis er duftet.
4. Den gewaschenen Spinat in die Pfanne geben und unter ständigem Rühren zusammenfallen lassen. Es dauert nur ein paar Minuten.
5. Mit Salz und Pfeffer würzen.
6. Den Butterspinat auf einer Servierplatte anrichten und mit gerösteten Pinienkernen bestreuen.
7. Sofort servieren, solange der Spinat noch heiß ist.

Kalorien: 80| Kohlenhydrate: 2 g | Fett: 7g | Protein: 4g | Ballaststoffe: 2 g

112. Gegrillter Spargel mit geräucherten Mandeln

Zubereitungszeit: 5 Minuten | Grillzeit: 10 Minuten | Portionen: 4

INGREDIENZIEN :

- 1 Bund grüner Spargel
- 2 EL Speiseöl
- Speisesalz und Pfefferpulver nach Wunsch
- 2 Esslöffel geräucherte Mandeln, grob gehackt

VORBEREITUNG :

1. Den grünen Spargel waschen und die holzigen Enden abschneiden.
2. Den Spargel mit Olivenöl, Salz und Pfeffer marinieren.
3. Den Grill vorheizen und den Spargel auf den Grill legen.
4. Den Spargel auf jeder Seite ca. 5 Minuten grillen, bis er weich ist und leichte Grillspuren aufweist.
5. Den gegrillten Spargel auf einer Servierplatte anrichten und mit geräucherten Mandeln bestreuen.
6. Heiß servieren.

Kalorien: 60| Kohlenhydrate: 4 g | Fett: 5g | Protein: 3g | Ballaststoffe: 2 g

113. Gedämpfte grüne Bohnen mit Olivenöl und Zitronenschale

Zubereitungszeit: 5 Minuten | Kochzeit: 10 Minuten | Portionen: 4

INGREDIENZIEN :

- 500 g grüne Bohnen, Enden abgeschnitten
- 2 EL Olivenöl
- Schale von 1 Zitrone, fein gerieben
- Speisesalz und Pfefferpulver nach Wunsch

VORBEREITUNG :

1. Bringen Sie einen Topf Wasser zum Kochen und dämpfen Sie die grünen Bohnen etwa 5–7 Minuten lang, bis sie al dente sind.
2. Die gedünsteten grünen Bohnen in eine Schüssel geben und mit Olivenöl beträufeln.
3. Die fein abgeriebene Zitronenschale darüberstreuen und mit Salz und Pfeffer würzen.
4. Gut vermischen, um die Aromen zu verteilen.
5. Servieren Sie die gedünsteten grünen Bohnen warm oder kalt.

Kalorien: 60| Kohlenhydrate: 6 g | Fett: 4g | Protein: 2g | Ballaststoffe: 3 g

114. Gefüllte Tomaten mit Käse und Kräutern im Ofen gebacken

Zubereitungszeit: 10 Minuten | Kochzeit: 20 Minuten | Portionen: 4

INGREDIENZIEN :

- 4 große Tomaten
- 100 g Käse Ihrer Wahl (z. B. Mozzarella oder Feta), gewürfelt
- Eine Handvoll frische Kräuter (zB Basilikum, Petersilie oder Oregano), gehackt
- Speisesalz und Pfefferpulver nach Wunsch
- Olivenöl zum Beträufeln

VORBEREITUNG :

1. Heize den Ofen auf 180°C vor.
2. Die Tomaten halbieren und vorsichtig herauslöffeln, um Platz für die Füllung zu schaffen.
3. Den gewürfelten Käse und die gehackten Kräuter in einer Schüssel vermischen.
4. Die Tomatenhälften mit der Käse-Kräuter-Mischung füllen und leicht andrücken.
5. Die gefüllten Tomaten auf ein Backblech legen und mit Salz und Pfeffer würzen.
6. Mit Olivenöl beträufeln und im Ofen backen, bis der Käse geschmolzen und die Tomaten weich sind, etwa 15–20 Minuten.
7. Heiß servieren.

Kalorien: 100| Kohlenhydrate: 5 g | Fett: 6g | Protein: 5g | Ballaststoffe: 2 g

115. Rotkohlsalat mit Apfel und Sesam

Zubereitungszeit: 10 Minuten | Portionen: 4

INGREDIENZIEN :

- 1 kleiner Rotkohl, fein gerieben
- 1 Apfel, in dünne Scheiben geschnitten
- Saft von 1 Zitrone
- 2 EL Speiseöl
- 2 EL Apfelessig
- 1 EL Honig oder Ahornsirup
- Eine Handvoll Sesamkörner
- Speisesalz und Pfefferpulver nach Wunsch

VORBEREITUNG :

1. Den gehobelten Rotkohl und die Apfelscheiben in eine große Schüssel geben.
2. Für das Dressing Zitronensaft, Olivenöl, Apfelessig und Honig oder Ahornsirup in einer kleinen Schüssel vermischen.
3. Das Dressing über den Rotkohl und die Äpfel gießen und gut vermischen.
4. Die Sesamkörner in einer Pfanne ohne Öl leicht goldbraun rösten.
5. Die Sesamkörner über den Rotkohlsalat streuen und mit Salz und Pfeffer würzen.
6. Vor dem Servieren ziehen lassen, damit sich seine Aromen entfalten können.

Kalorien: 120| Kohlenhydrate: 15 g | Fett: 6g | Protein: 3g | Faser: 4g

116. Karotten mit Thymian und geriebenem Ingwer

Zubereitungszeit: 5 Minuten | Kochzeit: 15 Minuten | Portionen: 4

INGREDIENZIEN :

- 500 g Karotten, geschält und in dünne Scheiben geschnitten
- 2 EL Olivenöl
- 1 EL frischer Thymian, gehackt
- 1 TL geriebener Ingwer
- Speisesalz und Pfefferpulver nach Wunsch

VORBEREITUNG :

1. Bringen Sie Wasser in einem Topf zum Kochen und kochen Sie die Karottenscheiben etwa 10–12 Minuten lang, bis sie weich sind.
2. Die gekochten Karotten abtropfen lassen und beiseite stellen.
3. Das Olivenöl in einer Pfanne erhitzen und den gehackten Thymian und den geriebenen Ingwer hinzufügen.
4. Die Karottenscheiben in die Pfanne geben und gut vermischen, um sie mit den Aromen zu umhüllen.
5. Mit Salz und Pfeffer würzen und 2-3 Minuten anbraten, bis die Karotten leicht gebräunt sind.
6. Heiß servieren.

Kalorien: 80| Kohlenhydrate: 10 g | Fett: 4g | Protein: 1g | Ballaststoffe: 3 g

117. Geröstete Paprika mit Oliven und Basilikum

Zubereitungszeit: 10 Minuten | Kochzeit: 15 Minuten | Portionen: 4

INGREDIENZIEN :

- 4 Paprika (verschiedene Farben), entkernt und in Streifen geschnitten
- 1 Handvoll entkernte Oliven, halbiert
- Eine Handvoll frisches Basilikum, grob gehackt
- 2 EL Olivenöl
- Speisesalz und Pfefferpulver nach Wunsch

VORBEREITUNG :

1. Eine Pfanne bei mittlerer Hitze erhitzen und das Olivenöl hinzufügen.
2. Die Paprikastreifen in die Pfanne geben und ca. 10–12 Minuten anbraten, bis sie weich und leicht gebräunt sind.
3. Die halbierten Oliven und das gehackte Basilikum zu den gerösteten Paprikastreifen geben.
4. Alles gut vermischen und mit Salz und Pfeffer würzen.
5. Weitere 2-3 Minuten braten, bis die Oliven warm sind.
6. Heiß servieren.

Kalorien: 90| Kohlenhydrate: 8 g | Fett: 6g | Protein: 2g | Ballaststoffe: 3 g

118. Gedämpfter Sellerie mit Limetten-Joghurt-Sauce

Zubereitungszeit: 10 Minuten | Kochzeit: 15 Minuten | Portionen: 4

INGREDIENZIEN :

- 1 Knollensellerie, geschält und in dünne Scheiben geschnitten
- Saft von 1 Limette
- 4 Esslöffel griechischer Joghurt
- 1 Knoblauchzehe, gehackt
- Speisesalz und Pfefferpulver nach Wunsch

VORBEREITUNG :

1. Bringen Sie einen Topf Wasser zum Kochen und braten Sie den Sellerie etwa 10–12 Minuten lang an, bis er weich ist.
2. In der Zwischenzeit in einer kleinen Schüssel Limettensaft, griechischen Joghurt und gehackten Knoblauch vermischen, um die Soße zuzubereiten.
3. Den gedünsteten Knollensellerie auf einer Servierplatte anrichten und mit der Limetten-Joghurt-Sauce beträufeln.
4. Mit Salz und Pfeffer würzen.
5. Heiß servieren.

Kalorien: 70| Kohlenhydrate: 8 g | Fett: 2 g | Protein: 4g | Ballaststoffe: 3 g

119. Karamellisierte Zwiebeln mit Balsamico-Essig

Zubereitungszeit: 5 Minuten | Kochzeit: 20 Minuten | Portionen: 4

INGREDIENZIEN :

- 4 Zwiebeln, in dünne Scheiben geschnitten
- 2 EL Olivenöl
- 2 EL Balsamico-Essig
- 1 TL brauner Zucker (optional)
- Speisesalz und Pfefferpulver nach Wunsch

VORBEREITUNG :

1. In einer großen Pfanne das Olivenöl erhitzen und die Zwiebelscheiben hinzufügen.
2. Die Zwiebeln bei mittlerer bis hoher Hitze unter gelegentlichem Rühren etwa 15–20 Minuten lang karamellisieren, bis sie weich und goldbraun sind.
3. Den Balsamico-Essig und den braunen Zucker (falls verwendet) hinzufügen und weiterrühren, bis die Zwiebeln gut bedeckt sind.
4. Mit Speisesalz und Pfefferpulver würzen.
5. Heiß servieren.

Kalorien: 80| Kohlenhydrate: 12g | Fett: 4g | Protein: 1g | Ballaststoffe: 2g

120. Mit Ziegenkäse und Petersilie gefüllte Pilze

Zubereitungszeit: 10 Minuten | Kochzeit: 15 Minuten | Portionen: 4

INGREDIENZIEN :

- 16 Pilze, Stiele entfernt und gereinigt
- 100 g Ziegenkäse, zerbröselt
- 2 EL frische Petersilie, gehackt
- 2 Knoblauchzehen, gehackt
- 2 EL Olivenöl
- Speisesalz und Pfefferpulver nach Wunsch

VORBEREITUNG :

1. Heize den Ofen auf 180°C vor.
2. Die Pilzköpfe mit Ziegenkäse, gehackter Petersilie und Knoblauch füllen.
3. Zur Zubereitung eine Auflaufform mit Butter einfetten. Die gefüllten Champignons hinzufügen.
4. Mit Speisesalz und Pfefferpulver würzen.
5. Die Pilze 12–15 Minuten im Ofen backen, bis der Käse geschmolzen und leicht gebräunt ist.
6. Heiß servieren.

Kalorien: 70| Kohlenhydrate: 4g | Fett: 5g | Protein: 4g | Faser: 1g

121. Zitronen-Hähnchenspieße

Zubereitungszeit: 30 Minuten | Kochzeit: 6-8 Minuten | Portionen: 4

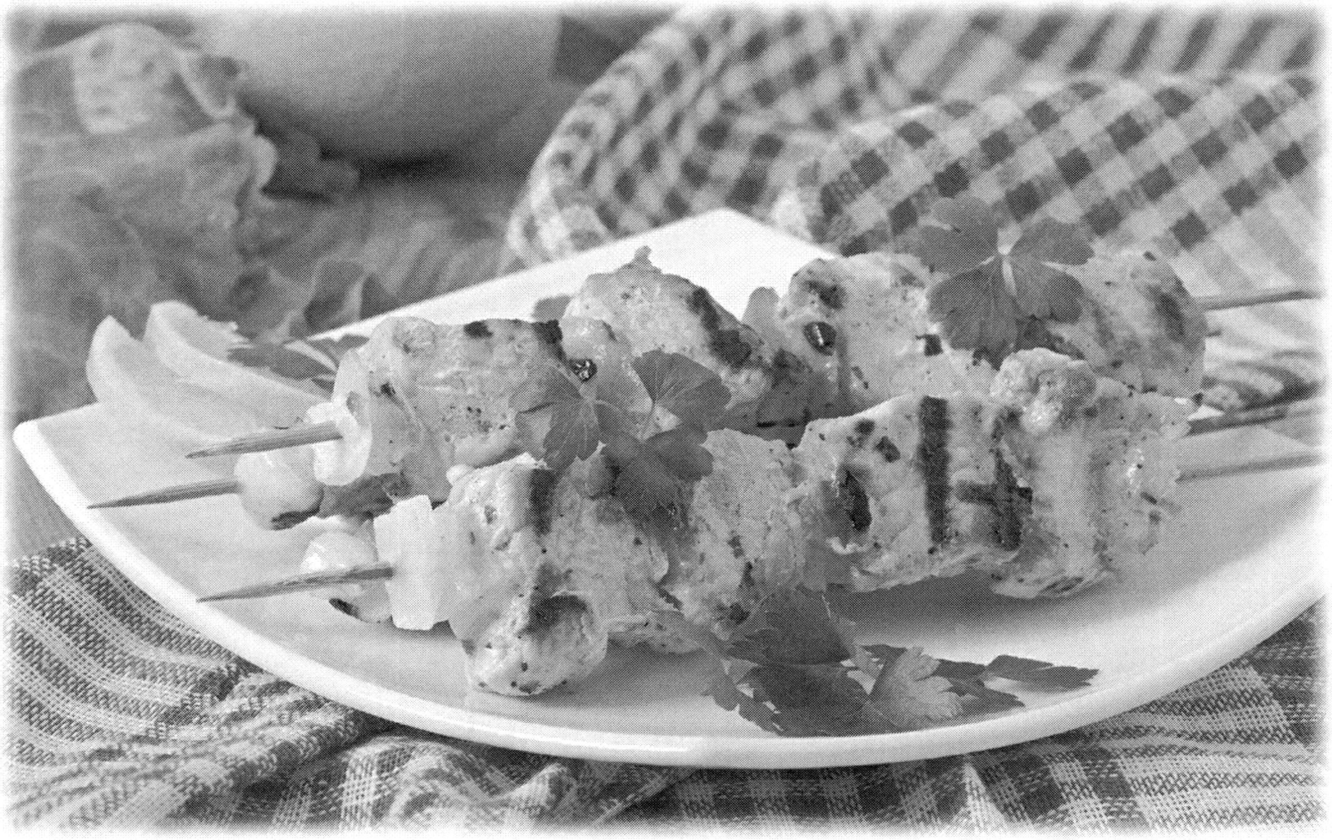

INGREDIENZIEN :

- 500g Hähnchenbrust, in mundgerechte Stücke geschnitten
- Saft und Schale von 1 Zitrone
- 2 EL Olivenöl
- 2 Knoblauchzehen, gehackt
- 1 TL Paprikapulver
- Speisesalz und Pfefferpulver nach Wunsch
- Holzspieße, eingeweicht

VORBEREITUNG :

1. Zitronensaft, Speisesalz und Pfefferpulver in eine Schüssel geben. Zitronenschale, Olivenöl, gehackter Knoblauch, Paprika, Salz und Pfeffer.
2. Die Hähnchenteile in die Marinade legen und gut bestreichen. Im Kühlschrank etwa 30 Minuten marinieren lassen.
3. Marinierte Hähnchenstücke werden auf angefeuchtete Holzspieße geflochten.
4. Heizen Sie eine Grillpfanne oder einen Grill vor und grillen Sie die Hähnchenspieße etwa 6–8 Minuten auf jeder Seite, bis sie goldbraun und durchgegart sind.
5. Die Zitronen-Hähnchenspieße heiß servieren.

Kalorien: 230| Kohlenhydrate: 3g | Fett: 11g | Protein: 29g | Ballaststoffe: 1g

122. Gefüllte Avocado mit Thunfisch

Zubereitungszeit: 15 Minuten | Kochzeit: - | Portionen: 2

INGREDIENZIEN :

- 1 reife Avocado
- 1 Dose Thunfisch in Wasser oder Öl, abgetropft
- 2 EL Mayonnaise
- 1 TL Zitronensaft
- Speisesalz und Pfefferpulver nach Wunsch
- Frischer Koriander oder Petersilie zum Garnieren

VORBEREITUNG:

1. Die Avocado halbieren und den Stein entfernen. Das Fleisch vorsichtig mit einem Löffel herausnehmen und in eine Schüssel geben. Schüssel.
2. Thunfisch, Mayonnaise und Zitronensaft zur Avocado geben. Salz und Pfeffer hinzufügen und die Zutaten gründlich vermischen.
3. Die Avocadohälften mit der Thunfischmischung füllen und mit frischem Koriander oder Petersilie garnieren.
4. Die gefüllten Avocados sofort servieren.

Kalorien: 270 | Kohlenhydrate: 6g | Fett: 20g | Protein: 15g | Faser: 4g

123. Käse- und Spinatbällchen

Zubereitungszeit: 20 Minuten | Kochzeit: 15 Minuten | Portionen: 4

INGREDIENZIEN:

- 200 g Spinat, gekocht und gut abgetropft
- 150 g geriebener Käse (z. B. Gouda oder Cheddar)
- 2 Eier
- 50 g Semmelbrösel
- 2 EL gehackte Petersilie
- Speisesalz und Pfefferpulver nach Wunsch
- Öl zum braten

VORBEREITUNG :

1. Den Spinat fein hacken und in eine Schüssel geben.
2. Den geriebenen Käse, Eier, Semmelbrösel und gehackte Petersilie zum Spinat geben. Salz und Pfeffer hinzufügen und gründlich vermischen.
3. Aus der Spinat-Käse-Mischung kleine Kugeln formen.
4. Das Öl in einer Pfanne erhitzen und die Spinat- und Käsebällchen goldbraun braten.
5. Die Käse- und Spinatbällchen auf Küchenpapier abtropfen lassen und warm servieren.

Kalorien: 180 | Kohlenhydrate: 8g | Fett: 12g | Protein: 10g | Ballaststoffe: 2g

124. Herzhafter Kräutermuffin

Zubereitungszeit: 15 Minuten | Backzeit: 20 Minuten | Portionen: 6

INGREDIENZIEN:

- 200 Gramm Mehl
- 2 Teelöffel Backpulver
- 1 TL Salz
- 1 TL getrocknete Kräutermischung (z. B. italienische Kräuter)
- 2 Eier
- 200 ml Milch
- 80 ml Speiseöl
- 100 g geriebener Käse (z. B. Emmentaler oder Gouda)
- 50 g gewürfelte Schinkenwürfel
- 2 Esslöffel gehackte frische Kräuter (z. B. Petersilie oder Schnittlauch)

VORBEREITUNG:

1. Heize den Ofen auf 180°C vor und lege eine Muffinform mit Papierförmchen aus.
2. Mehl, Backpulver, Salz und getrocknete Kräuter in einer Schüssel vermischen.
3. Eier, Milch und Olivenöl in einer anderen Schüssel verquirlen.
4. Eiermischung und Mehlmischung vermischen. So.
5. Den geriebenen Käse, den gewürfelten Schinken und die gehackten frischen Kräuter dazugeben und vorsichtig unterheben.
6. Die vorbereiteten Muffins gleichmäßig mit Teig füllen. Tassen.
7. Backen Sie die Muffins etwa 20 Minuten lang im Ofen, bis sie goldbraun und durchgebacken sind.
8. Vor dem Servieren die Kräutermuffins herausnehmen, aus dem Ofen nehmen und etwas abkühlen lassen.

Kalorien: 230 | Kohlenhydrate: 18 g | Fett: 15g | Protein: 6g | Ballaststoffe: 1g

125. Gebackene Zucchinichips

Zubereitungszeit: 10 Minuten | Backzeit: 20 Minuten | Portionen: 4

INGREDIENZIEN :

- 2 mittelgroße Zucchini
- 2 EL Speiseöl
- Speisesalz und Pfefferpulver nach Wunsch

VORBEREITUNG :

1. Heize den Ofen auf 200°C vorheizen und ein Backblech mit Backpapier auslegen.
2. Zucchini in dünne Scheiben schneiden.
3. Die Zucchinischeiben mit Salz, Pfeffer und Olivenöl in eine Schüssel geben. Bis es gleichmäßig beschichtet ist.
4. Die marinierten Zucchinischeiben auf das vorbereitete Backblech legen.
5. Die Zucchinichips müssen etwa 20 Minuten im Ofen gebacken werden, bis sie knusprig und leicht gebräunt sind.
6. Nehmen Sie die gebackenen Zucchinichips aus dem Ofen und lassen Sie sie vor dem Servieren abkühlen.

Kalorien: 70 | Kohlenhydrate: 5g | Fett: 5g | Protein: 2g | Ballaststoffe: 2g

126. Gegrillte Hähnchenspieße mit Joghurtsauce

Zubereitungszeit: 20 Minuten | Grillzeit: 10 Minuten | Portionen: 4

INGREDIENZIEN :

- 500g Hähnchenbrust, in mundgerechte Stücke geschnitten
- 2 EL Speiseöl
- 2 Knoblauchzehen, gehackt
- 1 TL Paprikapulver
- Speisesalz und Pfefferpulver nach Wunsch
- Holzspieße, eingeweicht Für die Joghurtsauce:
- 200g griechischer Joghurt
- 2 EL frischer Zitronensaft
- 1 Knoblauchzehe, gepresst
- 1 EL gehackte frische Petersilie
- Speisesalz und Pfefferpulver nach Wunsch

VORBEREITUNG:

1. Olivenöl, gehackten Knoblauch, Paprika, Speisesalz und Pfefferpulver in einer Schüssel vermischen.
2. Bedecken Sie die Hähnchenteile mit der Marinade. So. Im Kühlschrank etwa 30 Minuten marinieren lassen.
3. Marinierte Hähnchenstücke werden auf angefeuchtete Holzspieße geflochten.
4. Heizen Sie eine Grillpfanne oder einen Grill vor und grillen Sie die Hähnchenspieße etwa 6–8 Minuten auf jeder Seite, bis sie goldbraun und durchgegart sind.
5. In einer separaten Schüssel griechischen Joghurt, Zitronensaft, zerdrückten Knoblauch und gehackte frische Petersilie vermischen und mit Speisesalz und Pfefferpulver würzen.
6. Die gegrillten Hähnchenspieße mit der Joghurtsauce servieren.

Kalorien (pro Portion Hähnchenspieße mit Joghurtsauce): 220 | Kohlenhydrate: 4g | Fett: 12g | Protein: 25g | Ballaststoffe: 1g

127. Gegrillte Auberginen mit Avocadocreme

Zubereitungszeit: 15 Minuten | Grillzeit: 10 Minuten | Portionen: 4

INGREDIENZIEN:

- 2 Auberginen, in Scheiben geschnitten
- 2 EL Speiseöl
- Speisesalz und Pfefferpulver nach Wunsch
  Für die Avocadocreme:
- 2 reife Avocados
- Saft von 1 Zitrone
- 2 Knoblauchzehen, gehackt
- 2 EL gehackte frische Peters lie
- Speisesalz und Pfefferpulver nach Wunsch

VORBEREITUNG:

1. Die Auberginenscheiben mit Olivenöl beträufeln und mit Speisesalz und Pfefferpulver würzen.
2. Die Auberginenscheiben auf dem vorgeheizten Grill von jeder Seite 4-5 Minuten grillen, bis sie weich und leicht gebräunt sind.
3. In der Zwischenzeit die Avocados halbieren, den Stein entfernen und das Fruchtfleisch mit einem Löffel herauslöffeln.
4. Die Avocadopaste in eine Schüssel geben und mit Zitronensaft, gehacktem Knoblauch, gehackter Petersilie, Salz und Pfeffer vermischen.
5. Die gegrillten Auberginenscheiben mit der Avocadocreme servieren.

Kalorien: 150 | Kohlenhydrate: 10g | Fett: 12g | Protein: 2g | Ballaststoffe: 7g

128. Türkische Fleischbällchen im Ofen mit Tomatensauce

Zubereitungszeit: 20 Minuten | Kochzeit: 25 Minuten | Portionen: 4

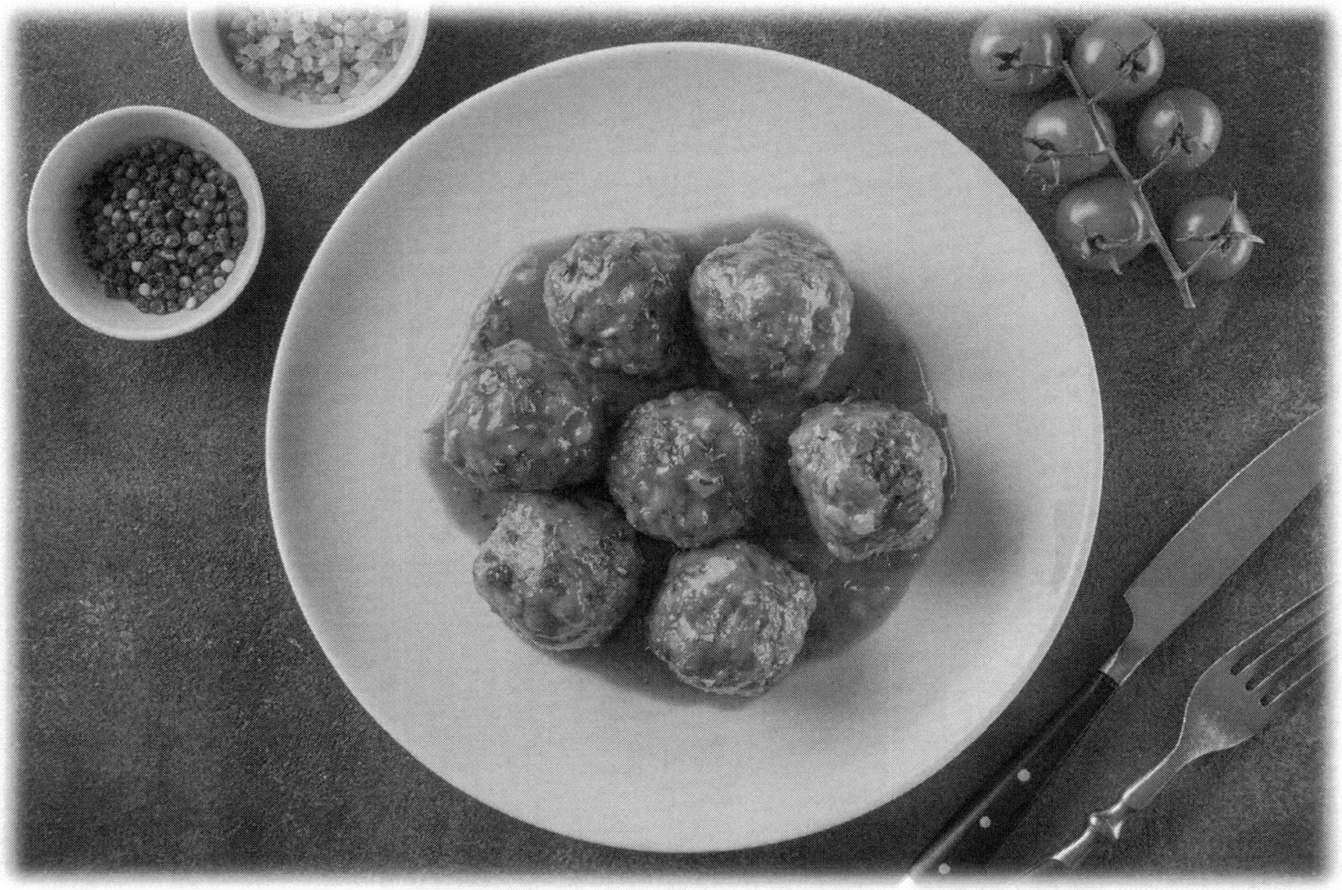

INGREDIENZIEN:

- 500 g Hackfleisch (Rind oder Lamm)
- 1 Zwiebel, fein gehackt
- 2 Knoblauchzehen, gehackt
- 2 EL gehackte frische Petersilie
- 1 TL gemahlener Kreuzkümmel
- 1 TL Paprikapulver
- Speisesalz und Pfefferpulver nach Wunsch
- 400 g Tomatenpassata
- 1 TL Tomatenmark
- 1 TL getrocknete Minze
- Olivenöl zum Braten

VORBEREITUNG:

1. Hackfleisch, gehackte Zwiebeln, Knoblauch, Petersilie, Kreuzkümmel, Paprika, Speisesalz und Pfefferpulver in einer Schüssel vermischen.
2. Aus der Hackfleischmasse kleine Kugeln formen und diese auf ein mit Backpapier ausgelegtes Backblech legen.
3. Mit dem Backblech im Ofen backen. Die Fleischbällchen bei 180 °C ca. 20–25 Minuten garen, bis sie leicht gebräunt sind.
4. In der Zwischenzeit etwas Olivenöl in einer Pfanne erhitzen und das Tomatenmark darin anbraten.
5. Tomatenmark und getrocknete Minze hinzufügen und die Sauce bei schwacher Hitze köcheln lassen.
6. Die gekochten Fleischbällchen werden zur Tomatensauce gegeben und weitere 5 Minuten erhitzt.
7. Servieren Sie die türkischen Fleischbällchen mit Tomatensauce.

Kalorien (pro Portion Fleischbällchen mit Tomatensauce): 320 | Kohlenhydrate: 8g | Fett: 23g | Protein: 20g | Ballaststoffe: 2g

129. Gefüllte Avocado mit Ziegenkäse und Walnüssen

Zubereitungszeit: 10 Minuten | Portionen: 2

INGREDIENZIEN:

- 1 reife Avocado, halbiert und entkernt
- 50 g Ziegenkäse, zerbröckelt
- 2 EL gehackte Walnüsse
- Frischer Zitronensaft
- Speisesalz und Pfefferpulver nach Wunsch

VORBEREITUNG:

1. Das Fruchtfleisch der Avocado mit einem Löffel halbieren. Um Platz für die Füllung zu schaffen.
2. Den Ziegenkäse und die gehackten Walnüsse in die ausgehöhlten Avocadohälften geben.
3. Mit frischem Zitronensaft beträufeln und mit Speisesalz und Pfefferpulver würzen.
4. Servieren Sie die gefüllten Avocadohälften als Snack oder Beilage.

Kalorien (pro Portion gefüllte Avocado): 250| Kohlenhydrate: 9g | Fett: 22g | Protein: 6g | Ballaststoffe: 7g

130. Herzhafter Schinken-Käse-Muffin

Zubereitungszeit: 15 Minuten | Backzeit: 20 Minuten | Portionen: 6

INGREDIENZIEN:

- 200 Gramm Mehl
- 2 Teelöffel Backpulver
- 1/2 TL Salz
- 100 g geriebener Käse (z. B. Cheddar oder Gouda)
- 100 g Kochschinken, gewürfelt
- 2 Eier
- 150 ml Milch
- 50 ml Pflanzenöl
- 2 Esslöffel gehackte frische Kräuter (z. B. Petersilie oder Schnittlauch)

VORBEREITUNG:

1. Heize den Ofen auf 180°C vorheizen und ein Muffinblech mit Papierförmchen auslegen.
2. Mehl, Backpulver, Salz, geriebenen Käse und Schinkenwürfel in einer Schüssel vermischen.
3. In einer separaten Schüssel Eier, Milch, Pflanzenöl und gehackte frische Kräuter verquirlen.
4. Nach Zugabe der nassen und trockenen Komponenten gründlich vermischen. bis ein Teig entsteht.
5. Den Teig gleichmäßig auf die Muffinförmchen verteilen.
6. Backen Sie die Schinken-Käse-Muffins. Durchgaren und im Ofen etwa 20 Minuten bräunen.
7. Lassen Sie die herzhaften Schinken-Käse-Muffins abkühlen und servieren Sie sie dann.

Kalorien (pro Muffin): 220 | Kohlenhydrate: 16g | Fett: 14g | Protein: 9g | Ballaststoffe: 1g

131. Geräucherter Lachs mit Meerrettichcreme

Zubereitungszeit: 10 Minuten | Portionen: 2

INGREDIENZIEN:

- 200 Gramm geräucherter Lachs
- 2 Esslöffel fettarme Sauerrahm
- 1 TL frisch geriebener Meerrettich
- Saft von 1/2 Zitrone
- Speisesalz und Pfefferpulver nach Wunsch

VORBEREITUNG:

1. Den Räucherlachs in kleine Stücke schneiden und auf einem Servierteller anrichten.
2. Fettarme saure Sahne, frisch geriebenen Meerrettich, Zitronensaft, Speisesalz und Pfefferpulver in einer Schüssel vermischen.
3. Die Meerrettichcreme über den Räucherlachs gießen.
4. Den Räucherlachs sofort mit Meerrettichcreme servieren.

Kalorien (pro Portion Räucherlachs mit Meerrettichcreme): 250 | Kohlenhydrate: 2g | Fett: 18g | Protein: 20g | Ballaststoffe: 0g

132. Gebackene Zucchinichips mit geräuchertem Paprika

Zubereitungszeit: 10 Minuten | Backzeit: 25 Minuten | Portionen: 4

INGREDIENZIEN:

- 2 Zucchini, in dünne Scheiben geschnitten
- 2 EL Olivenöl
- 1 TL geräuchertes Paprikapulver
- Salz und Pfeffer nach Geschmack

VORBEREITUNG:

1. Stellen Sie den Backofen auf 180 °C ein und bereiten Sie ein mit Backpapier ausgelegtes Backblech vor.
2. Die Zucchinischeiben mit Olivenöl beträufeln und mit geräuchertem Paprika, Speisesalz und Pfefferpulver würzen.
3. Die gewürzten Zucchinischeiben auf die mit Backpapier ausgelegte Backform legen.
4. Backen Sie die Ware auf dem Backblech im vorgeheizten Backofen. Zucchinichips ca. 20–25 Minuten braten, bis sie knusprig und goldbraun sind.
5. Die gebackenen Zucchinichips abkühlen lassen und servieren.

Kalorien (pro Portion gebackene Zucchinichips): 70 | Kohlenhydrate: 5g | Fett: 5g | Protein: 2g | Ballaststoffe: 2g

133. Gefüllte Eier mit Thunfisch und fettarmer Mayonnaise

Zubereitungszeit: 15 Minuten | Portionen: 4

INGREDIENZIEN:

- 4 hartgekochte Eier
- 1 Dose Thunfisch in Wasser, abgetropft
- 2 Esslöffel fettarme Mayonnaise
- 1 TL Dijon-Senf
- Speisesalz und Pfefferpulver nach Wunsch
- Gehackte frische Petersilie zum Garnieren

VORBEREITUNG:

1. Die hartgekochten Eier schälen und der Länge nach halbieren.
2. Entfernen Sie vorsichtig das Eigelb und geben Sie es in eine Schüssel.
3. Thunfisch, fettarme Mayonnaise und Dijon-Senf hinzufügen; Nach der Zugabe von Salz und Pfeffer zum Eigelb gründlich verrühren.
4. Die Thunfischmischung gleichmäßig auf die Eiweißhälften verteilen.
5. Die gefüllten Eier mit gehackter frischer Petersilie garnieren.
6. Lassen Sie die gefüllten Eier abkühlen und servieren Sie sie vor dem Servieren gekühlt.

Kalorien (pro Portion gefüllte Eier): 150 | Kohlenhydrate: 2g | Fett: 9g | Protein: 14g | Ballaststoffe: 0g

134. Gurkensticks mit Kichererbsen-Hummus

Zubereitungszeit: 10 Minuten | Portionen: 2

INGREDIENZIEN:

- 1 Gurke
- 200 g Kichererbsen aus der Dose, abgespült und abgetropft
- 2 EL Speiseöl
- 1 Knoblauchzehe, gehackt
- Saft von 1/2 Zitrone
- Speisesalz und Pfefferpulver nach Wunsch

VORBEREITUNG:

1. Gurke schälen und in lange Stifte schneiden.
2. Kichererbsen, Olivenöl und gehackten Knoblauch vermischen. In einem Mixer oder einer Küchenmaschine Zitronensaft, Speisesalz und Pfefferpulver glatt rühren.
3. Die Gurkenstangen mit dem Kichererbsen-Hummus servieren.

Kalorien (pro Portion Gurkensticks mit Kichererbsen-Hummus): 200 | Kohlenhydrate: 16g | Fett: 12g | Protein: 8g | Ballaststoffe: 6g

135. Auberginen- und Ricottabällchen im Ofen

Zubereitungszeit: 15 Minuten | Backzeit: 25 Minuten | Portionen: 4

INGREDIENZIEN:

- 1 große Aubergine
- 200 Gramm Ricotta-Käse
- 2 Knoblauchzehen, gehackt
- 2 EL gehackte frische Petersilie
- Speisesalz und Pfefferpulver nach Wunsch
- Olivenöl zum Beträufeln

VORBEREITUNG:

1. Ein Backblech mit Papier auslegen und den Backofen auf 200 Grad Celsius vorheizen.
2. Die Aubergine der Länge nach einschneiden und das Fruchtfleisch vorsichtig mit einem Löffel herauslöffeln.
3. Das Auberginenmark in eine Schüssel geben und mit Ricotta, gehacktem Knoblauch, gehackter frischer Petersilie, Salz und Pfeffer vermischen.
4. Aubergine und dem Ricotta kleine Kugeln formen und diese anschließend auf das mit Backpapier ausgelegte Backblech legen.
5. die Auberginen- und Ricottabällchen mit Olivenöl.
6. Backen Sie das Backblech im Ofen. Backen Sie die Kugeln etwa 20–25 Minuten lang goldbraun.
7. Die Auberginen- und Ricottabällchen erwärmen.

Kalorien (pro Portion Auberginen-Ricotta-Bällchen): 180 | Kohlenhydrate: 8g | Fett: 12g | Protein: 8g | Faser: 4g

136. Marinierte Oliven mit Rosmarin und Knoblauch

Zubereitungszeit: 10 Minuten | Portionen: 4

INGREDIENZIEN:

- 200 g grüne oder schwarze Oliven, entkernt
- 2 Knoblauchzehen, gehackt
- 2 Zweige frischer Rosmarin
- 2 EL Speiseöl
- Speisesalz und Pfefferpulver nach Wunsch

VORBEREITUNG:

1. Geben Sie die Oliven, den gehackten Knoblauch und die Rosmarinzweige in eine Schüssel.
2. Nach Zugabe von Olivenöl, Salz und Pfeffer gründlich vermischen. Um die Oliven gleichmäßig zu marinieren.
3. Lassen Sie die marinierten Oliven mindestens eine Stunde im Kühlschrank, damit sich die Aromen vermischen können. Entwickeln.
4. Servieren Sie die marinierten Oliven als Snack oder als Antipasti-Platte.

Kalorien (pro Portion marinierte Oliven): 80 | Kohlenhydrate: 2g | Fett: 8g | Protein: 1g | Ballaststoffe: 1g

137. Garnelencreme mit knusprigem Sellerie

Zubereitungszeit: 15 Minuten | Kochzeit: 10 Minuten | Portionen: 4

INGREDIENZIEN:

- 200 g Garnelen, geschält und entdarmt
- 2 Stangen Sellerie, in dünne Stifte geschnitten
- 2 EL Speiseöl
- 2 Knoblauchzehen, gehackt
- 1 TL Paprikapulver
- 1/2 TL Chilipulver (optional)
- Saft von 1/2 Zitrone
- Speisesalz und Pfefferpulver nach Wunsch

VORBEREITUNG:

1. Die Garnelen in einer Pfanne mit Olivenöl und gehacktem Knoblauch anbraten, bis sie rosa und gar sind.
2. Die Selleriestangen in einer separaten Pfanne mit etwas Olivenöl knusprig anbraten.
3. In einem Mixer die gebratenen Garnelen, Selleriestangen, Paprika, Chilipulver, Zitronensaft, Speisesalz und Pfefferpulver hinzufügen, bis eine glatte und cremige Masse entsteht.
4. Die Garnelencreme in Schüsseln füllen und mit knackigem Sellerie garnieren.
5. Die Garnelencreme als Dip oder Aufstrich servieren.

Kalorien (pro Portion Garnelencreme): 120 | Kohlenhydrate: 3 g | Fett: 8 g | Protein: 10 g | Ballaststoffe: 1 g

138. Panierte Hähnchenbällchen mit Mandelmehl

Zubereitungszeit: 20 Minuten | Kochzeit: 15 Minuten | Portionen: 4

INGREDIENZIEN:

- 500 g Hähnchenbrustfilet, in kleine Stücke geschnitten
- 1/2 Tasse Mandelmehl
- 2 Eier, verquirlt
- 2 EL geriebener Parmesan
- 1 TL Paprikapulver
- Speisesalz und Pfefferpulver nach Wunsch
- Olivenöl zum Braten

VORBEREITUNG:

1. Mandelmehl, geriebenen Parmesan, Paprika, Speisesalz und Pfefferpulver in einer Schüssel vermischen.
2. Tauchen Sie die Hähnchenstücke nacheinander in die geschlagenen Eier und dann in die Mandelmehlmischung, um sie zu bedecken.
3. Den Speck in einer Pfanne mit heißem Olivenöl anbraten. Von allen Seiten panierte Hähnchenbällchen, bis sie goldbraun und durchgegart sind.
4. Die panierten Hähnchenbällchen auf Küchenpapier abtropfen lassen und warm servieren.

Kalorien (pro Portion panierte Hähnchenbällchen): 250 | Kohlenhydrate: 4 g | Fett: 14 g | Protein: 26 g | Ballaststoffe: 2 g

139. Zucchini-Pfannkuchen mit Zitronen-Joghurt-Sauce

Zubereitungszeit: 15 Minuten | Kochzeit: 10 Minuten | Portionen: 4

INGREDIENZIEN:

- 2 Zucchini, grob gerieben
- 1 Zwiebel, fein gehackt
- 2 Knoblauchzehen, gehackt
- 1/4 Tasse Mandelmehl
- 2 Eier, verquirlt
- 2 EL frisch gehackte Petersilie
- Speisesalz und Pfefferpulver nach Wunsch
- Olivenöl zum Braten
- 1/2 Tasse griechischer Joghurt
- Saft und Schale von 1 Zitrone
- 1 EL Olivenöl
- 1 TL Honig (optional)

VORBEREITUNG:

1. Die grob geriebenen Zucchini in einem Sieb abtropfen lassen und überschüssige Flüssigkeit ausdrücken.
2. Die abgetropfte Zucchini, gehackte Zwiebel, Knoblauch, Mandelmehl, geschlagene Eier, gehackte Petersilie, Speisesalz und Pfefferpulver in einer Schüssel vermischen.
3. Eine Pfanne mit Olivenöl erhitzen, 1 Esslöffel Zucchinimischung hinzufügen, leicht flach drücken und auf beiden Seiten goldbraun braten.
4. Die Zucchini-Kuchen auf Küchenpapier abtropfen lassen.
5. Für die Zitronen-Joghurt-Sauce griechischen Joghurt, Zitronensaft, Zitronenschale und eine kleine Schüssel Honig und Olivenöl vermischen.
6. Die Zucchini-Pfannkuchen mit der Zitronen-Joghurt-Sauce servieren.

Kalorien (pro Portion Zucchini-Kuchen mit Zitronen-Joghurt-Sauce): 150| Kohlenhydrate: 9 g | Fett: 10g | Protein: 8g | Ballaststoffe: 2 g

140. Zucchini-Carpaccio mit Parmesanspänen und Basilikum

Zubereitungszeit: 10 Minuten | Portionen: 4

INGREDIENZIEN:

- 2 Zucchini, in dünne Scheiben geschnitten
- 1/4 Tasse Olivenöl
- Saft von 1 Zitrone
- Speisesalz und Pfefferpulver nach Wunsch
- Parmesankäse, in dünnen Scheiben
- Frische Basilikumblätter

VORBEREITUNG:

1. Die Zucchinischeiben auf einem Servierteller anrichten.
2. Die Mischung aus Olivenöl und Zitronensaft darübergießen. Zucchinischeiben.
3. Mit Salz und Pfeffer würzen.
4. Parmesanspäne großzügig über das Zucchini-Carpaccio streuen.
5. Mit frischen Basilikumblättern garnieren.
6. Das Zucchini-Carpaccio sofort servieren.

Kalorien (pro Portion Zucchini-Carpaccio): 120 | Kohlenhydrate: 4 g | Fett: 10g | Protein: 5g | Ballaststoffe: 1g

141. Schokoladenkuchen ohne Mehl

Zubereitungszeit: 15 Minuten | Backzeit: 30-35 Minuten | Portionen: 8

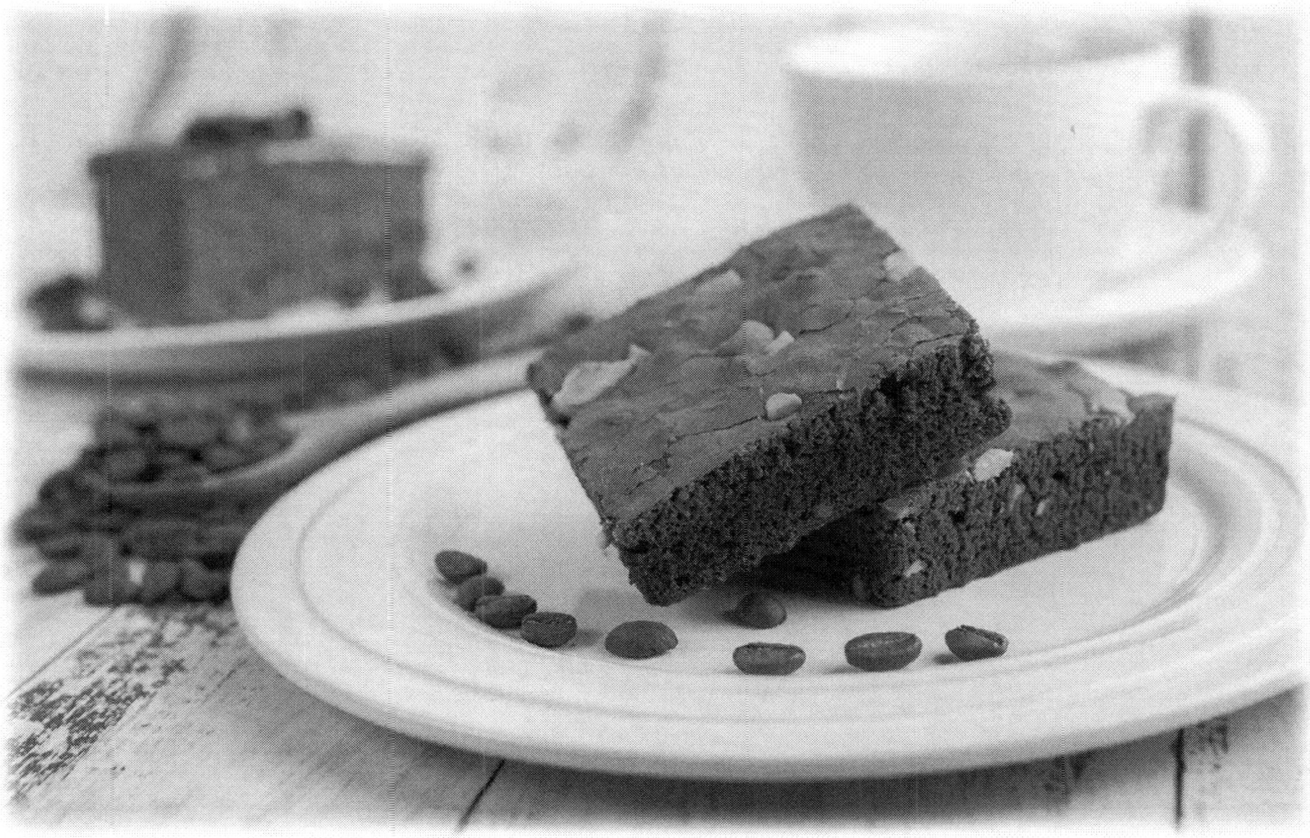

INGREDIENZIEN:

- 200g dunkle Schokolade
- 150 Gramm Butter
- 150 Gramm Zucker
- 4 Eier
- 1 TL Vanilleextrakt
- 1 Prise Salz
- Optional: Puderzucker zum Bestreuen

VORBEREITUNG:

1. Heize den Ofen auf 180°C vorheizen. Die Kuchenform sollte gefettet und bemehlt sein.
2. Die Schokolade grob hacken, dann in einem Topf mit der Butter schmelzen – hitzebeständige Schüssel über dem Wasserbad. Gut umrühren, bis ein glatter Teig entsteht.
3. Zucker, Eier, Vanilleextrakt und Salz in einer separaten Schüssel verquirlen. Die geschmolzene Schokoladenmischung sollte nun die Eier enthalten. Bis alles gut vermischt ist.
4. Der Teig sollte in die vorbereitete Kuchenform gegossen werden. Und glätte es.
5. Backen Sie den Schokoladenkuchen 30–35 Minuten lang, bis er fest ist und oben Risse bekommt.
6. Nehmen Sie den Kuchen aus dem Ofen und warten Sie, bis er abgekühlt ist, bevor Sie ihn aus der Form nehmen. Bei Verwendung kurz vor dem Servieren mit Puderzucker bestreuen.

Kalorien: ca. 400 | Proteine: 6 g | Kohlenhydrate: 25 g | davon Zucker: 20 g | Fett: 30 g | davon gesättigte Fette: 18 g | Ballaststoffe: 3 g

142. Erdbeereis ohne Laktose

Zubereitungszeit: 10 Minuten | Kochzeit: 0 Minuten (Gefrierzeit erforderlich) | Portionen: 4

INGREDIENZIEN:

- 400g gefrorene Erdbeeren
- 200 ml Kokosmilch
- 2 Esslöffel Ahornsirup oder ein anderes Süßungsmittel Ihrer Wahl
- 1 TL Zitronensaft
- Optional: frische Erdbeeren zum Garnieren

VORBEREITUNG:

1. Mischen Sie die Zutaten in einer Küchenmaschine oder einem Mixer. Die gefrorenen Erdbeeren, Kokosmilch, Ahornsirup und Zitronensaft cremig rühren.
2. Das Erdbeerpüree in eine gefriergeeignete Schüssel geben und mindestens 4 Stunden oder über Nacht einfrieren.
3. Nehmen Sie das Eis aus dem Gefrierschrank und lassen Sie es vor dem Servieren auftauen.
4. Bei Bedarf vor dem Servieren mit frischen Erdbeeren garnieren.

Kalorien: 120 | Kohlenhydrate: 20 g | Fett: 5g | Protein: 1g | Faser: 4g

143. Zuckerfreie Kokos-Panna Cotta

Zubereitungszeit: 10 Minuten | Kochzeit: 5 Minuten (ohne Abkühlzeit im Kühlschrank) | Portionen: 4

INGREDIENZIEN:

- 400 ml Kokosmilch
- 200 ml ungesüßte Mandelmilch
- 4 Esslöffel Agar-Agar
- 2 EL Erythrit (oder ein anderes Süßungsmittel Ihrer Wahl)
- 1 TL Vanilleextrakt
- Optional: Kokosraspeln oder frisches Obst zum Garnieren

VORBEREITUNG:

1. Kokosmilch, Mandelmilch, Agar-Agar, Erythrit und Vanilleextrakt in einem Topf vermischen.
2. Unter Rühren wird die Mischung zum Kochen gebracht. Etwa 2 Minuten lang kontinuierlich köcheln lassen, bis sich das Agar vollständig aufgelöst hat.
3. Lassen Sie die Mischung abkühlen, nachdem Sie sie vom Herd genommen haben. Für eine Weile. etwa 5 Minuten.
4. Verteilen Sie die Panna-Cotta-Mischung gleichmäßig auf vier Dessertgläser oder Auflaufförmchen.
5. Lassen Sie die Kokos-Panna Cotta abkühlen und stellen Sie sie für mindestens 2 Stunden in den Kühlschrank.
6. Vor dem Servieren nach Belieben mit Kokosflocken oder frischem Obst garnieren.

Kalorien: 150 | Kohlenhydrate: 4 g | Fett: 12g | Protein: 2g | Ballaststoffe: 1g

144. Kokos-Schokoladen-Kekse

Zubereitungszeit: 15 Minuten | Kochzeit: 12 Minuten | Portionen: etwa 20 Kekse

INGREDIENZIEN:

- 200 g Kokosraspeln
- 100 g dunkle Schokolade, gehackt
- 100 g Kokosöl, geschmolzen
- 80 g Erythrit (oder ein anderes Süßungsmittel Ihrer Wahl)
- 2 Eier
- 1 TL Vanilleextrakt
- 1/2 TL Backpulver
- Prise Salz

VORBEREITUNG:

1. Stellen Sie den Ofen auf 180 °C ein und bereiten Sie ein mit Papier ausgelegtes Backblech vor.
2. In einer Schüssel Kokosflocken, gehackte Schokolade, geschmolzenes Kokosöl, Erythrit, Eier, Vanilleextrakt, Backpulver und Salz vermischen.
3. Mit einem Löffel kleine Teigportionen auf das Backblech geben und leicht flach drücken.
4. Backen Sie die Kokos-Schokoladenkekse etwa 12 Minuten lang, bis sie goldbraun sind.
5. Lassen Sie die Kekse vor dem Servieren auf einem Kuchengitter abkühlen.

Nährwertangaben pro Portion (1 Keks): Kalorien: 90 | Kohlenhydrate: 2 g | Fett: 8g | Protein: 1g | Ballaststoffe: 1g

145. Vanille-Mandel-Mousse

Zubereitungszeit: 15 Minuten | Kochzeit: 0 Minuten (Abkühlzeit erforderlich) | Portionen: 4

INGREDIENZIEN:

- 200 ml Mandelmilch
- 400 ml Kokosmilch
- 4 EL Erythrit (oder ein anderes Süßungsmittel Ihrer Wahl)
- 2 TL Vanilleextrakt
- 2 Teelöffel Agar-Agar
- 2 Esslöffel gehackte Mandeln zum Garnieren

VORBEREITUNG:

1. Mandel, Kokosnuss, Erythrit, Vanilleextrakt und Agar-Agar in einem Topf vermischen.
2. Während Sie die Mischung zum Kochen bringen, rühren Sie ständig um. Rühren Sie, bis sich das Agar vollständig aufgelöst hat, etwa 2 Minuten lang, unter ständigem Rühren.
3. Lassen Sie die Mischung abkühlen, nachdem Sie sie vom Herd genommen haben. Für eine Weile. Ungefähr 5 Minuten.
4. Verteilen Sie die Vanille-Mandel-Mousse-Mischung auf 4 Dessertgläser oder Auflaufförmchen.
5. Lassen Sie die Mousse abkühlen und stellen Sie sie für mindestens 2 Stunden in den Kühlschrank.
6. Vor dem Servieren mit gehackten Mandeln garnieren.

Kalorien: 120 | Kohlenhydrate: 4 g | Fett: 10g | Protein: 2g | Ballaststoffe: 1g

146. Käsekuchen ohne Zitronenkruste

Zubereitungszeit: 20 Minuten | Kochzeit: 50 Minuten (plus Abkühlzeit) | Portionen: 8

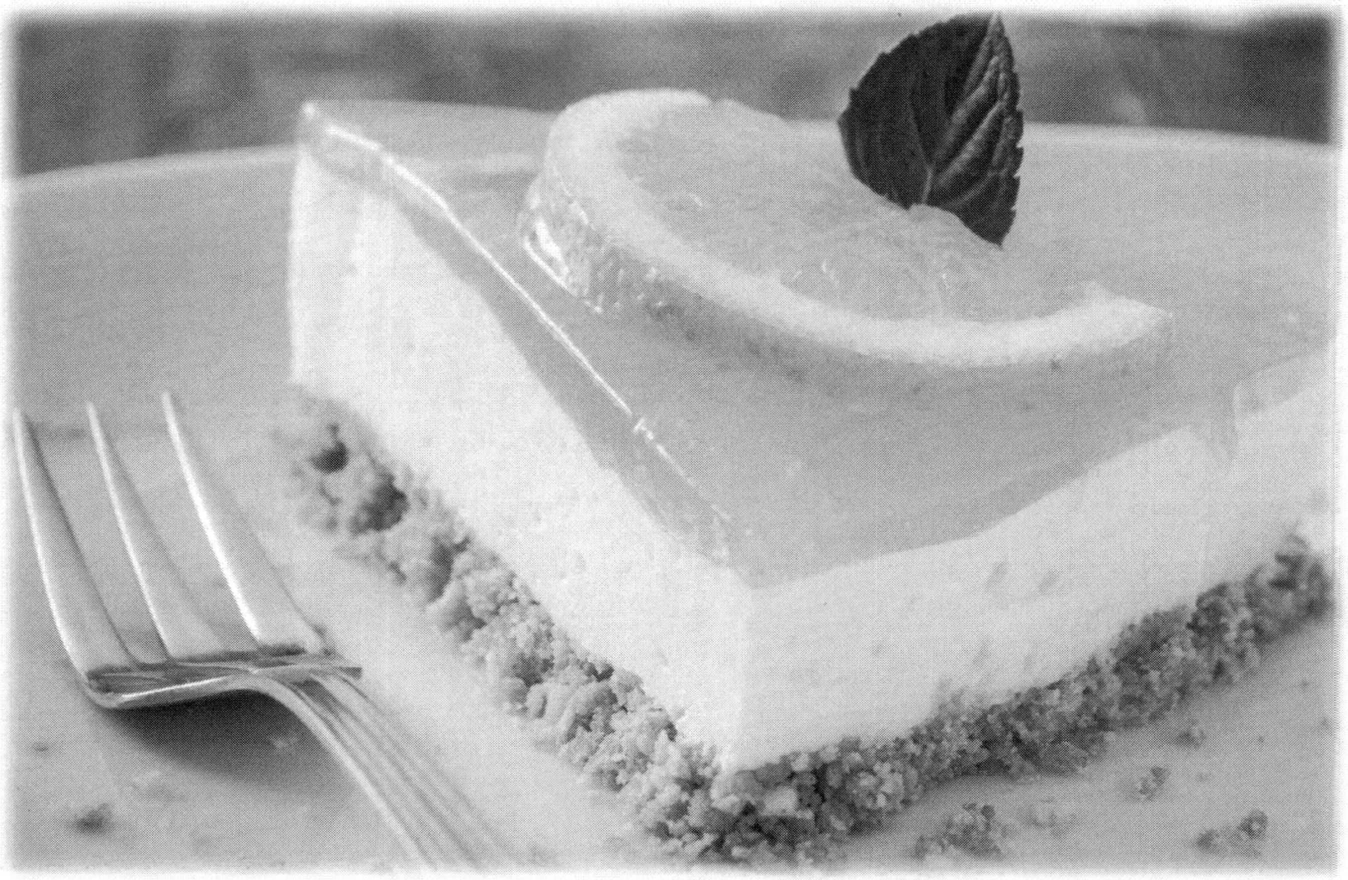

INGREDIENZIEN:

- 500 Gramm Frischkäse
- 200 Gramm Zucker
- 4 Eier
- 120 ml Zitronensaft
- Schale von 2 Zitronen
- 1 TL Vanilleextrakt
- Prise Salz

VORBEREITUNG:

1. Stellen Sie den Ofen auf 180°C ein und bereiten Sie den Ofen vor. Heizen Sie den Backofen auf 180 °C vor und bereiten Sie eine mit Backpapier ausgelegte Springform vor.
2. In einer großen Schüssel Frischkäse, Zucker, Eier, Zitronensaft, Zitronenschale, Vanilleextrakt und Salz vermischen.
3. Füllen Sie die Springform mit den Zutaten. Und gleichmäßig verteilen.
4. Backen Sie den Zitronenkäsekuchen etwa 50 Minuten lang, bis er leicht goldbraun ist und in der Mitte nicht mehr wackelt.
5. Lassen Sie den Käsekuchen vollständig abkühlen, bevor Sie ihn herausnehmen. Es kommt aus der Pfanne und wird serviert.

Kalorien: 300 | Kohlenhydrate: 25 g | Fett: 20 g | Protein: 8g | Ballaststoffe: 0 g

147. Schokoladen-Avocado-Creme

Zubereitungszeit: 10 Minuten | Kochzeit: 0 Minuten | Portionen: 4

INGREDIENZIEN:

- 2 reife Avocados
- 4 Esslöffel ungesüßter Kakao
- 4 Esslöffel Ahornsirup oder ein anderes Süßungsmittel Ihrer Wahl
- 1 TL Vanilleextrakt
- Prise Salz
- Optional: Beeren oder gehackte Nüsse zum Garnieren

VORBEREITUNG:

1. Nachdem Sie die Avocados halbiert und den Stein entfernt haben, löffeln Sie das Fruchtfleisch mit einem Löffel aus der Schale.
2. Die Zutaten in einen Mixer oder eine Küchenmaschine geben – die Avocado in eine Schüssel geben und cremig pürieren.
3. Kakao, Ahornsirup, Vanilleextrakt und Salz zur Avocado geben und gut verrühren, bis eine glatte Schokoladenglasur entsteht.
4. Verteilen Sie die Schokoladen-Avocado-Creme auf vier Dessertgläser oder Auflaufförmchen.
5. Nach Belieben mit Beeren oder gehackten Nüssen garnieren.
6. Sofort servieren oder für eine dickere Konsistenz 30 Minuten im Kühlschrank lagern.

Kalorien: 180 | Kohlenhydrate: 12 g | Fett: 15 g | Protein: 2g | Ballaststoffe: 7 g

148. Karamell -Pudim ohne Zucker

Zubereitungszeit: 10 Minuten | Kochzeit: 30 Minuten (plus Abkühlzeit) | Portionen: 6

INGREDIENZIEN:

- 500 ml Magermilch
- 4 EL Erythrit (oder ein anderes Süßungsmittel Ihrer Wahl)
- 4 Eier
- 1 TL Vanilleextrakt
- 2 EL Wasser
- 2 EL Erythrit für das Karamell

VORBEREITUNG:

1. Den Backofen auf 180°C vorheizen. Die Milch erwärmen, aber nicht zum Kochen bringen. Abkühlen lassen.
2. Erythrit, Eier und Vanilleextrakt in einer Schüssel vermischen. Die abgekühlte Milch langsam zur Eimasse geben und verrühren.
3. In einer Pfanne zwei Esslöffel Wasser und zwei Esslöffel Erythrit erhitzen, bis sich das Erythrit auflöst und eine goldene Karamellfarbe annimmt.
4. Den Karamell in eine Puddingform füllen und verstreichen. Die Eiermilch vorsichtig über das Karamell gießen.
5. Stellen Sie die Puddingform in eine größere Auflaufform und gießen Sie die Hälfte des kochenden Wassers hinein.
6. Den Karamellpudding etwa 30 Minuten im Ofen backen, bis er fest ist.
7. Lassen Sie den Pudim abkühlen und stellen Sie ihn mindestens 2 Stunden lang in den Kühlschrank. Vor dem Servieren wenden.

Kalorien: 120 | Kohlenhydrate: 6 g | Fett: 6g | Protein: 8g | Ballaststoffe: 0 g

149. Vanillepudding ohne Laktose

Zubereitungszeit: 10 Minuten | Kochzeit: 10 Minuten (plus Abkühlzeit) | Portionen: 4

INGREDIENZIEN:

- 500 ml Mandelmilch (oder eine andere laktosefreie Milchalternative)
- 3 EL Maisstärke
- 4 EL Erythrit (oder ein anderes Süßungsmittel Ihrer Wahl)
- 1 TL Vanilleextrakt

VORBEREITUNG:

1. In einem Topf die Mandelmilch erhitzen, aber nicht zum Kochen bringen.
2. Maisstärke und Wasser sollten in einer separaten Schüssel vermischt werden. Etwas Wasser einrühren, bis eine glatte Masse entsteht.
3. Die Maisstärkemischung zur warmen Milch geben und gut umrühren.
4. Wasser und Maisstärke sollten unter ständigem Rühren vermischt werden, bis sie eingedickt sind.
5. Erythrit und Vanilleextrakt dazugeben und weiter schlagen, bis der Pudding cremig ist.
6. Nehmen Sie die Sahne vom Herd und lassen Sie sie abkühlen. Gelegentlich umrühren, um Hautbildung zu vermeiden.
7. Den Pudding in Dessertgläser oder Schüsseln füllen, abkühlen lassen und für mindestens 2 Stunden in den Kühlschrank stellen.

Kalorien: 100 | Kohlenhydrate: 20 g | Fett: 2 g | Protein: 1g | Ballaststoffe: 0 g

150. Zimtringe

Zubereitungszeit: 15 Minuten | Kochzeit: 15 Minuten | Portionen: 4

INGREDIENZIEN:

- 2 große Äpfel
- 2 EL Erythrit (oder ein anderes Süßungsmittel Ihrer Wahl)
- 1 TL Zimtpulver
- 1 EL Zitronensaft
- Prise Salz

VORBEREITUNG:

1. Stellen Sie den Ofen auf 180 °C ein und bereiten Sie ein mit Papier ausgelegtes Backblech vor.
2. Äpfel waschen, entkernen und in dünne Scheiben schneiden.
3. Die Apfelscheiben in eine Schüssel geben und mit Erythrit, Zimtpulver, Zitronensaft und Salz vermischen, sodass die Apfelscheiben gut bedeckt sind.
4. Legen Sie die marinierten Apfelscheiben für etwa 15 Minuten auf das vorbereitete Backblech. Bis es goldbraun und knusprig ist.
5. Die Zimtringe aus dem Ofen nehmen und vor dem Servieren abkühlen lassen.

Kalorien: 80 | Kohlenhydrate: 20 g | Fett: 0 g | Protein: 0g | Ballaststoffe: 3 g

151. Tiramisu ohne Zucker

Zubereitungszeit: 20 Minuten | Abkühlung: 4 Stunden | Portionen: 6

INGREDIENZIEN:

- 250g Mascarpone
- 250 g laktosefreier Quark
- 2 EL Erythrit (oder ein anderes Süßungsmittel Ihrer Wahl)
- 1 TL Vanilleextrakt
- 1 Tasse starker Brühkaffee, abgekühlt
- 200 g laktosefreie Löffelbiskuits
- 1 EL ungesüßtes Kakaopulver zum Bestäuben

VORBEREITUNG:

1. Mascarpone, Quark, Erythrit und Vanilleextrakt in einer Schüssel glatt rühren.
2. Gießen Sie den abgekühlten Kaffee in eine kleine Schüssel.
3. Die Löffelbiskuits kurz in den Kaffee tauchen und in eine Auflaufform legen, sodass der Boden bedeckt ist.
4. Die Löffelbiskuits mit der Hälfte der Mascarpone-Quark-Creme bestreichen.
5. Eine weitere Schicht eingeweichter Löffelbiskuit darauf legen und mit der restlichen Creme bedecken.
6. Das Tiramisu mindestens 4 Stunden im Kühlschrank ruhen lassen.
7. Vor dem Servieren mit Kakao bestäuben.

Kalorien: 300 | Kohlenhydrate: 20 g | Fett: 20 g | Protein: 8g | Ballaststoffe: 1g

152. Schokoladenmuffins

Zubereitungszeit: 15 Minuten | Backzeit: 20 Minuten | Portionen: 12

INGREDIENZIEN:

- 200 g Dinkelmehl
- 30 Gramm Kakaopulver
- 1 Teelöffel Backpulver
- 1/2 TL Backpulver
- 1 Prise Salz
- 80 g Erythrit (oder ein anderes Süßungsmittel Ihrer Wahl)
- 200 ml Mandelmilch (oder andere pflanzliche Milch)
- 80 ml geschmolzenes Kokosöl
- 1 TL Vanilleextrakt
- 100 g dunkle Schokolade, grob gehackt

VORBEREITUNG:

1. Zum Auslegen einer Muffinform sollten Muffinförmchen aus Papier verwendet werden. Den Backofen auf 180°C vorheizen.
2. Dinkelmehl, Kakaopulver, Backpulver, Natron, Salz und Erythrit in einer großen Schüssel vermischen.
3. Das geschmolzene Kokosöl, die Mandelmilch und den Vanilleextrakt getrennt vermischen.
4. Die flüssigen und trockenen Zutaten verbinden sich zu einem glatten Teig.
5. Die grob gehackte Zartbitterschokolade zum Teig geben und kurz untermischen.
6. Den Teig gleichmäßig auf die Muffinförmchen verteilen.
7. Backen Sie die Schokoladenmuffins etwa 20 Minuten lang, bis sie aufgegangen und fest sind.
8. Lassen Sie die Muffins vor dem Servieren vollständig abkühlen.

Kalorien: 200 | Kohlenhydrate: 20 g | Fett: 12g | Protein: 3g | Ballaststoffe: 2 g

153. Mandelcreme-Gebäck

Zubereitungszeit: 15 Minuten | Backzeit: 12-15 Minuten | Portionen: 12

INGREDIENZIEN:

- 200 g gemahlene Mandeln
- 100 g Erythrit (oder ein anderes Süßungsmittel Ihrer Wahl)
- 2 Eiweiß
- 1 TL Mandelextrakt
- Eine Prise Salz
- Ganze Mandeln zum Garnieren (optional)

VORBEREITUNG:

1. Stellen Sie den Ofen auf 180 °C ein und bereiten Sie ein mit Papier ausgelegtes Backblech vor.
2. Gemahlene Mandeln, Erythrit, Eiweiß, Mandelextrakt und Salz in einer Schüssel vermischen.
3. Aus dem Teig kleine Kugeln formen und auf das Backblech legen.
4. Optional kann auf jede Kugel eine ganze Mandel gedrückt werden.
5. Den Teig 12–15 Minuten backen, bis er goldbraun ist.
6. Lassen Sie den Mandelcremeteig vor dem Servieren vollständig abkühlen.

Kalorien: 120 | Kohlenhydrate: 3 g | Fett: 10g | Protein: 4g | Ballaststoffe: 2 g

154. Obstkuchen ohne Zucker

Zubereitungszeit: 20 Minuten | Backzeit: 30-35 Minuten | Portionen: 8

INGREDIENZIEN:

- 200 g Dinkelmehl
- 2 Teelöffel Backpulver
- 4 Eier
- 100 ml Mandelmilch (oder andere pflanzliche Milch)
- 80 g Erythrit (oder ein anderes Süßungsmittel Ihrer Wahl)
- 1 TL Vanilleextrakt
- Verschiedene frische Früchte zum Garnieren

VORBEREITUNG:

1. Heize den Ofen auf 180°C vorheizen und eine runde Backform damit auslegen
2. In einer Schüssel das Dinkelmehl mit dem Backpulver vermischen.
3. In einer separaten Schüssel Eier, Mandelmilch, Erythrit und Vanilleextrakt verquirlen.
4. Die flüssigen und trockenen Zutaten verbinden sich zu einem glatten Teig.
5. Füllen Sie die vorbereitete Backform mit dem Teig und streichen Sie ihn glatt.
6. Die Tarte 30–35 Minuten backen. Ein Zahnstocher, der in die Mitte des Kuchens gesteckt wird, ist in wenigen Minuten sauber.
7. Lassen Sie den Kuchen vollständig abkühlen, bevor Sie den Belag hinzufügen. Frisches Obst.

Kalorien: 180 | Kohlenhydrate: 30 g | Fett: 5g | Protein: 5g | Ballaststoffe: 2 g

155. Erdbeer-Griechisch-Joghurt-Mousse

Zubereitungszeit: 15 Minuten | Abkühlzeit: 2 Stunden | Portionen: 4

INGREDIENZIEN:

- 200g griechischer Joghurt
- 200 g frische Erdbeeren, püriert
- 2 EL Erythrit (oder ein anderes Süßungsmittel Ihrer Wahl)
- 1 TL Vanilleextrakt
- 1 TL Zitronensaft
- 4 Blatt Gelatine
- Frische Erdbeeren zum Garnieren

VORBEREITUNG:

1. Die Gelatineblätter in kaltem Wasser einweichen.
2. Griechischen Joghurt, pürierte Erdbeeren, Erythrit, Vanilleextrakt und Zitronensaft in einer Schüssel vermischen.
3. Die eingeweichte Gelatine in einem kleinen Topf bei schwacher Hitze auflösen.
4. Die aufgelöste Gelatine zur Joghurt-Erdbeer-Mischung geben und gut verrühren.
5. Die Mousse in Gläser oder Schüsseln füllen und mindestens 2 Stunden im Kühlschrank fest werden lassen.
6. Vor dem Servieren mit frischen Erdbeeren garnieren.

Kalorien: 100 | Kohlenhydrate: 8 g | Fett: 3g | Protein: 8g | Ballaststoffe: 2 g

156. Bodenloser Schokoladenkäsekuchen

Zubereitungszeit: 20 Minuten | Backzeit: 40 Minuten (ohne Abkühlzeit im Kühlschrank) | Portionen: 8

INGREDIENZIEN:

- 400 g laktosefreier Frischkäse
- 100 g Erythrit (oder ein anderes Süßungsmittel Ihrer Wahl)
- 2 Eier
- 100 g dunkle Schokolade, geschmolzen
- 1 TL Vanilleextrakt
- Eine Prise Salz

VORBEREITUNG:

1. Das Backpapier sollte zum Auslegen einer runden Backform verwendet werden. Den Backofen auf 180 Grad Celsius vorheizen.
2. Laktosefreien Frischkäse, Erythrit und Eier glatt rühren, dabei geschmolzene Schokolade, Vanilleextrakt und Salz hinzufügen.
3. Die Käsemischung in die vorbereitete Backform füllen und gleichmäßig verteilen.
4. Backen Sie den Schokoladenkäsekuchen 40 Minuten lang, bis er leicht fest ist.
5. Lassen Sie den Kuchen vollständig abkühlen und stellen Sie ihn vor dem Servieren mindestens 2 Stunden lang in den Kühlschrank.

Kalorien: 200 | Kohlenhydrate: 10 g | Fett: 15 g | Protein: 8g | Ballaststoffe: 2 g

157. Schokoladen-Avocado-Mousse

Zubereitungszeit: 10 Minuten | Abkühlzeit: 1 Stunde | Portionen: 4

INGREDIENZIEN:

- 2 reife Avocados
- 60 g ungesüßtes Kakaopulver
- 60 ml Mandelmilch (oder andere pflanzliche Milch)
- 4 EL Erythrit (oder ein anderes Süßungsmittel Ihrer Wahl)
- 1 TL Vanilleextrakt

VORBEREITUNG:

1. In einer Schüssel das Avocadofleisch mit einer Gabel zerdrücken. Bis es glatt ist.
2. Kakaopulver, Mandelmilch und Erythrit hinzufügen, Vanilleextrakt hinzufügen und gründlich vermischen.
3. Die Schokoladen-Avocado-Mousse in Gläser oder Schüsseln füllen und mindestens 1 Stunde im Kühlschrank ruhen lassen.
4. Vor dem Servieren nach Belieben mit frischem Obst oder Nüssen garnieren.

Kalorien: 180 | Kohlenhydrate: 10 g | Fett: 15 g | Protein: 3g | Ballaststoffe: 7 g

158. Vanilleeis ohne Zucker

Zubereitungszeit: 10 Minuten | Abkühlzeit: 4 Stunden | Portionen: 6

INGREDIENZIEN:

- 400 ml Sahne
- 200 ml Mandelmilch (oder andere pflanzliche Milch)
- 4 Eigelb
- 1 TL Vanilleextrakt
- 4 EL Erythrit (oder ein anderes Süßungsmittel Ihrer Wahl)

VORBEREITUNG:

1. Sahne und Mandelmilch in einem Topf erhitzen, aber nicht zum Kochen bringen.
2. Zucker und Eigelb in eine Rührschüssel geben. Puffen Sie das Erythrit auf.
3. Die warme Sahne-Mandelmilch-Mischung langsam unter ständigem Rühren zum Eigelb geben.
4. Die Mischung wieder in den Topf geben und bei schwacher Hitze unter ständigem Rühren erhitzen, bis sie eindickt.
5. Den Topf vom Herd nehmen und dann Vanilleextrakt hinzufügen. Gut mischen.
6. Geben Sie die Eismischung in eine Eismaschine und bereiten Sie sie gemäß den Anweisungen der Maschine zu.
7. Das Vanilleeis für mindestens 4 Stunden in den Gefrierschrank stellen.

Kalorien: 220 | Kohlenhydrate: 4 g | Fett: 20 g | Protein: 5g | Ballaststoffe: 0 g

159. Apfelkuchen ohne Mehl

Zubereitungszeit: 20 Minuten | Backzeit: 40 Minuten | Portionen: 8

INGREDIENZIEN:

- 4 Äpfel, geschält und in dünne Scheiben geschnitten
- 4 Eier
- 200 g gemahlene Mandeln
- 100 g Erythrit (oder ein anderes Süßungsmittel Ihrer Wahl)
- 1 TL Zimt
- 1 Teelöffel Backpulver
- Eine Prise Salz

VORBEREITUNG:

1. Zum Auslegen einer runden Auflaufform sollte Pergamentpapier verwendet werden. Den Backofen auf 180 Grad Celsius vorheizen.
2. In einer Schüssel die Eier mit dem Erythrit schaumig schlagen.
3. Mit den gemahlenen Mandeln, Zimt, Backpulver und Salz gut vermischen.
4. Füllen Sie die vorbereitete Backform mit dem Teig und streichen Sie ihn glatt.
5. Die Apfelscheiben über den Teig streuen.
6. Backen Sie den Apfelkuchen etwa 40 Minuten lang, bis er goldbraun und durchgegart ist.
7. Lassen Sie den Kuchen vor dem Servieren auf Zimmertemperatur kommen.

Kalorien: 180 | Kohlenhydrate: 8 g | Fett: 12g | Protein: 6g | Faser: 4g

160. Zuckerfreie Erdbeer-Panna Cotta

Zubereitungszeit: 10 Minuten | Abkühlzeit: 4 Stunden | Portionen: 4

INGREDIENZIEN:

- 200ml Sahne
- 200 ml Mandelmilch (oder andere pflanzliche Milch)
- 4 EL Erythrit (oder ein anderes Süßungsmittel Ihrer Wahl)
- 1 TL Vanilleextrakt
- 2 TL Gelatinepulver
- 200g frische Erdbeeren

VORBEREITUNG:

1. In einem Topf Sahne, Mandelmilch, Erythrit und Vanilleextrakt erhitzen, aber nicht zum Kochen bringen.
2. Die Gelatine in etwas Wasser einweichen und dann zur warmen Sahne-Mandelmilch-Mischung geben. Gründlich umrühren, bis sich die gesamte Gelatine aufgelöst hat.
3. Erdbeeren waschen, putzen und pürieren.
4. Mit dem Erdbeerpüree gut unter die Sahne-Mandelmilch-Mischung mischen.
5. Die Panna-Cotta-Mischung in Gläser oder Schüsseln füllen und mindestens 4 Stunden im Kühlschrank ruhen lassen, bis sie fest ist.
6. Bei Bedarf vor dem Servieren mit frischen Erdbeeren garnieren.

Kalorien: 120 | Kohlenhydrate: 8 g | Fett: 10g | Protein: 2g | Ballaststoffe: 2 g

EXTRA-BONUS

Dein exklusives Super-Bonus wartet auf dich!

Bist du einer der glücklichen Besitzer der gedruckten Ausgabe von Das Ultimative Low Carb- Kochbuch für Berufstätige

Dann haben wir ein besonderes Geschenk für dich:

★ **Das Interaktive Ernährungsplan von Julian Becker** ★.

Personalisiere deine kulinarischen Erlebnisse mit exklusivem Zugang zu all seinen Rezepten!

☞ **Scanne den untenstehenden QR-Code und starte sofort dein persönliches Gastronomieabenteuer!**

Wie man den interaktiven Speiseplan verwendet

Nachdem Sie die Excel-Datei des intelligenten und interaktiven Ernährungsplans auf Ihren Smartphone oder Ihren Computer heruntergeladen haben, öffnen Sie die Datei und gehen Sie zum Frühstücksfeld des ersten Tages.

Klicken Sie, um das Dropdown-Menü zu öffnen, und wählen Sie eine der Rezepte aus der Liste aus. Wiederholen Sie den Vorgang für die Mittags-, Abendessen- und Snack-/Dessertfelder.

Der intelligente Ernährungsplan summiert die Nährstoffwerte aller Mahlzeiten im Bereich 'Tages-Nährstoffsumme' auf der rechten Seite. Wiederholen Sie diese Schritte für alle 30 Tage und erstellen Sie Ihren personalisierten Ernährungsplan.

Dank der neben jedem Rezept angegebenen Nummer finden Sie die entsprechenden Rezepte im Rezeptbuch leicht.

ALPHABETISCHES REZEPTREGISTER

T

V

W

Z

Printed in Germany
by Amazon Distribution
GmbH, Leipzig

32294451R00066